老害脳

脳内科医・医学博士
加藤 俊徳

ディスカヴァー
携書
253

はじめに

あなたの周りにいるやっかいな「老害」者たち

あなたの身近にこんな人はいませんか？

・他人の意見を聞き入れようともせず、一方的に意見を主張し続ける人
・ＳＮＳで自分の価値観を押しつけたコメントをする人
・「こんなものくだらない」「どうせダメだ」など、自分の知らないことや、新しいものに否定的な態度を取る人
・店員にやっかいなクレームを付けたり、突然大声でキレだす客

・飲み会で長々とお説教や昔の武勇伝を語る先輩社員

「いるいる！　そんな人」と共感する方も多いのではないかと思います。あるいは、具体的な顔が思い浮かび、嫌な記憶が蘇った方もいるかもしれません。

これらは、いわゆる**「老害」行為**と呼ばれるもので、主に年長者から年下相手に繰り広げられます。

理不尽に、大声で怒鳴りつける、自分の考えが絶対とばかりに押しつけてくる、他人の意見には耳を貸そうとしない……。

このような「老害」エピソードは、さまざまな場所で頻繁に発生し、日々の生活だけでなく、ときにはニュースになったり、ネットを騒がせたりしています。

このように、よく話題になる「老害」ですが、定義はあるのでしょうか？　言葉をよく目にする割には、はっきりとした答えはわかりにくいものです。

辞書で「老害」を調べると、次のように定義されています。

「年をとった人間が上層部にいすわって、元気な若い人の活動のじゃまになること」（『三省堂国語辞典』第七版）

つまり、「老害」とは、**年をとった人が若い人の自由な活動を妨げること**を指します。若者の行動を阻害したり、その行動を無意味だと文句をつけ批判をしたりするのも、彼らの自由を制限する行為に当たります。

一見流行語、新造語のようにも思えますが、新聞記事などをさかのぼって調べてみると、少なくとも80年代には「老害」という言葉が全国紙に登場していたそうです。ということは、日本社会ですでに40年以上生き残っている単語であり、また現象だと考えられます。

では、「老い」の「害」と書く「老害」とは、具体的に何歳頃からそう呼ばれるのでしょうか？　「老害」という言葉はメディアやSNSでよく見かけますが、実際には、年齢に関する明確な定義は存在しません。当たり前ですが、これは政府や公的機関が定めたものではないからです。

したがって、「老害」とは特定の年齢を過ぎると起こるというものではありません。たとえば大学サークルのＯＢやＯＧが現役生に口出しをするような場合、その人たちが20代であっても、相手が迷惑だと感じるならば、それは「老害」行為と見なされるでしょう。とはいえ、一般的には日本の企業において管理職や役員となる50～60代、さらに上の一般的に「高齢者」と呼ばれる年齢層に対して使われるケースが多いのではないでしょうか。

要するに、年上の人が自分の立場を利用して、若い人の活動の自由を妨げる行為を「老害行為」と称し、そのような行為をする人を「老害」と呼ぶのです。

組織や社会にまで影響を及ぼす「老害」

そして、「老害」は決して個人間だけでの問題ではないと言えます。実は組織や社会全体にも大きな影響を及ぼすのです。

たとえば、職場における「老害」は、年下の社員の意欲を削ぎ、組織全体の活力を失わせる原因となります。上司からの一方的な叱責や批判が続くと、部下は萎縮し、のびのびと働いたり、意見を言ったりすることが難しくなり、自由な発想や、新しいアイデアは生まれにくくなります。結果として、組織は停滞し、競争力を失う危険性が高まります。

また、「老害」がまん延している組織では、たとえ内部で悪事が行われていても、誰にも問題視されずに見過ごされてしまうことがあります。長年の慣習や暗黙のルールが優先され、内部での指摘が困難な環境では、外部からの報道で初めて問題が明るみに出ることも少なくありません。古い体質の企業では、経営陣が問題を隠蔽し続け、最終的に大規模なスキャンダルに発展するケースもあります。不正や偽装、賄賂など、挙げ出したらキリがありません。

さらに、「老害」は社会全体の発展を妨げる要因にもなり得ます。年功序列や古い価値観が色濃く残る環境では、新しいアイデアは浮かびにくく、改革が進みにくくなり、社会全体が停滞し、変革が進まない状況が続くことになります。

このように、「老害」は個人だけでなく、組織や社会全体に影響を及ぼす大きな問題にもつながりかねないことから、見過ごすことはできないのです。

「老害」には誰しもが陥る ――「老害脳」という概念

人や組織、社会にまでさまざまな影響を及ぼすと言える「老害」ですが、脳科学の研究者としてお答えするなら、**「老害」は誰にでも起きることです。**決して特定の人だけに問題があるわけではなく、「よくあること」です。

「老害」をもたらすような人は、もともとそのような性格だったと考えられがちですが、実はそうではありません。**脳の働きが原因なのです。**先に述べた「老害」的な行動の数々は、多くの場合、脳機能の変化によって引き起こされていると考えられます。

この本では今後、本のタイトル通り、「老害」的な特徴のある脳を**「老害脳」**と称していきます。ただし、「老害脳」は医学的な専門用語ではないことも付け加えておきます。

「老害」が脳によって引き起こされている以上、「老害」は誰にでも起きる可能性があります。今は「老害」の被害者側の人であっても、加齢とともにやがては「老害脳」化し、加害者側にも十分なり得るのです。当然、加害者側と被害者側の両方に同時になり得る時期も存在します。

「そんな！　あんな風にはなりたくない」「自分は大丈夫だろうか……」と思っている方もいるかもしれません。

たとえば、最近このようなことを感じることはありませんか？

・時々、部下たちが話している話題についていけなくなった
・他人の発言にイライラしてしまうことがある
・新しいことを始めるのがおっくうになってきた

こうした兆候がある場合、実はすでに「老害脳」化が始まっているかもしれません。

もしかして気づかないうちに自分の振る舞いが、昔「あんな風にはなりたくない」と思っていた「老害」の姿そのものになっているとしたら？

よかれと思ってやったことが、実は相手から「老害」だと思われてしまっていたら？

もし仮に、自分の行動の99％に「老害」感がなくても、残りの1％で「老害」が感じら

れたら、それは相手に強烈な印象を残してしまうかもしれません。そうすると、他の全ての言動も、その言動をした自分自身までも「老害」と思われてしまうのでは？

実は、私自身は医師として、生まれたばかりの赤ちゃんから、ビジネスパーソン、さらには100歳を超えた超高齢者まで、どんな年齢層の人とも気さくに話せることを特技としてきました。しかし、決して若い人に偉ぶらないように、十分気をつけているつもりでも、知らないうちに余計なことを口走り、嫌な思いをさせてしまっているかもしれない――。こう考え始めると、何とも悲しく、いたたまれない思いになってしまうのです。

「老害」には誰もが陥る可能性があります。年齢を重ねるうちに、知らず知らずのうちに脳の機能が変化し、なってしまうものなのです。

そう考えると、「老害」と呼ばれる人の中には、心から他人の役に立ちたいと思って行動している人もいるかもしれません。若い人のために尽力したいと願っているのに、「老害」として忌み嫌われる存在になっている可能性があるなんて……。それがもし自分のことだったらと思うと、たまりません。

そんなことを考えてしまいます。

脳の仕組みを理解し、「老害脳」を克服すれば、社会全体が豊かになる

「老害」の被害に苦しんでいる人と、心から人の役に立ちたいと思っているのに「老害」と見なされてしまう人（もちろん、その両方の側面をもつ人もいるでしょう）の思いを、うまく汲み取って関係を調和できないものでしょうか？

ただでさえ、日本は超高齢化社会です。年齢に関わりなく、働きたい人ができるだけいい仕事をし、他人の役に立ちながら、充実したいい人生を送れるかどうかは、日本全体の課題と言えるでしょう。

もしも「老害」という問題が、そうした理想を阻んでいるのであれば、また「老害」が、若い世代の活動を萎縮させ、中年以降の人々の脳の老化を加速させていくだけなのだとしたら、これはぜひ、脳科学者としてなんとかしなければならないと思うのです。

また、もしかすると「老害」とは、日本における年功序列的な文化が背景にある現象な

のかもしれません。日本社会では、年齢や肩書きを重んじる傾向が強いために、言っていることの正しさや議論の大切さよりも、集団の秩序を重視するあまり、遠慮や忖度、そして「出る杭を打つ」行為がまん延しかねません。ここに、「老害脳」を放置し、悪化させてしまう温床があるのかもしれません。

そこでこの本では、次のような内容を述べていきます。

まず、第1章では「老害」が人や組織、社会にもたらす影響、あるいは「老害」の影響が顕在化しやすい日本社会について考察します。

続いて、第2章では「老害」が認知症との関係が深いこと、そして超高齢化社会の日本において「老害」を克服するメリットについて述べます。

第3章では、人が「老害脳」になってしまう原因と、脳科学的に見た9つの「老害脳」タイプや「老害脳」化のサインなどについて述べます。ここで、今「老害」の被害を受けている方も、やがて「老害脳」化していく症状やそのリスクを理解いただけるはずです。

そして第4章、第5章ではそれぞれ、自分の「老害脳」化を防ぐ方法と「老害」から自分を守る方法を述べていきましょう。

社会背景よりも、「老害脳」のタイプやサイン、対処法などを先に知りたい方は、第1章、第2章を飛ばして、第3章から読み進めていただいてもかまいません。

ただし、自分の「老害脳」化を過剰に恐れたり、一方的に他人の「老害脳」を批判したりすることはやめましょう。誰もがそのリスクを抱えているのですから。それよりも、人が「老害」になってしまう脳の仕組みを理解し、より良いコミュニケーションと、知識や経験の共有が行われることで、みんなが協力し合い、社会が豊かになれる方法を見つけられればと思います。

そして、ときどきこの本を読み返していただき、自分自身の「老害脳」化をセルフチェックできる本としても役立てていただければ幸いです。

老害脳

目次

はじめに　3

第1章　社会と人を疲労させる「老害」

第2章　「老害脳」と認知症
――「高齢化先進国」日本の進む道とは

第3章　あなたはもう「老害脳」の兆候が出ている！

第4章　「老害脳」を予防し、回復する脳番地強化テクニック

第5章 「老害脳」から自分を守る脳番地テクニック

第1章

社会と人を疲労させる「老害」

右脳と左脳から見る「老害」現象

本章では、まず「老害」というものが人や社会にどのような影響を及ぼしているのかについて、また「老害」をまん延させやすい日本社会の構造について述べていきたいと思います。

最初に、「老害」は社会の中でいかにして生み出されるのか、右脳と左脳の視点を通じて、そのメカニズムについて考えていきましょう。

まず、脳は一般に、環境脳と言える、環境からの情報処理を得意とする右脳と、自分脳と言える、自分自身の状況を言語で認識する左脳に分けられます。

従って「老害脳」も大きく2種類に分けることができます。**社会や環境から影響を受ける「右脳老害」と、自分自身の状況認識が発端になる「左脳老害」**です（さらに細かく9つの「老害脳」タイプに分けられるのですが、詳しくは第3章で説明します）。

「右脳老害」は、環境や社会からの影響を受けやすく、周囲に同調することで生じる行動を指します。たとえば、組織内での悪しき慣習を無批判に受け入れる行為がこれに当たります。

一方、「左脳老害」は、自己中心的な視点から生じる行動で、自分の価値観や意見を他者に押しつける傾向があります。たとえば、過去の成功体験に固執し、新しいアイデアを拒絶したり、一方的に怒鳴りつけたりする姿勢がこれに該当します。

要するに、「右脳老害」の特徴は「見て見ぬふり」、「左脳老害」の特徴は「頑固・押しつけ」です。

組織内で「老害」がまん延すると、その文化に同調する人々は、まず、知らず知らずのうちに「右脳老害」化してしまいます。そしてそのまま組織に居続け、地位が上がり権限が大きくなるにつれて、やがて自分自身への認識も固定化していき「左脳老害」にもなってしまいます。

そんな組織に、まさか「それは『老害』ですよ」とか、「最近脳が衰えてきているのでは？」

などと指摘してくれる人がいるはずもありません。もしそんな人がいたとしても、すでにその組織に見切りをつけているでしょう。

そうなると、その組織にはもう、波風を立てずに「老害」をうまくかわして生き延びようとする人しか残っていません。そんな人がまさか「老害」に片足を突っ込んでいる人を救い出してくれるはずもありません。そうすると、もはや健全なコミュニケーションは成立しにくくなります。

このような「老害」がまん延する環境に身を置いていると、自己を客観的に見つめる機会が得られず、思考の柔軟性が失われていきます。最終的には、脳の活動が全体的にマンネリ化していき、完全に衰えてしまうのです。

恒常的に「老害」を受け続けているとどうなるのか?

「老害」の被害者から見た場合、「老害」を恒常的に受けていると、まず感情の働きが鈍くなり、次第に理解力や聴く力、見る力にも影響が出てきます。

具体的には「だからお前は……」「キミの発言なんて聞いていない！」などと、常日頃から自分の存在や発言を抑圧されるようなことを言われ続けている人は、**やがて何を見ても、何を聞いても情報が頭に入ってこなくなり、思考力が著しく衰えてしまいます。**受け身的に聞かされる話ばかりで、自発的に理解することを抑制されるのですから、理解しようとしても、話そうとしても無駄です。最終的には口数も減ってしまいます。

しかもそこに至る過程を本人もあまり自覚できていません。このような状態は、**典型的なうつ状態と同じです。**今まで医師としてさまざまな患者を診てきましたが、こうした症状は一度治っても繰り返されることが多いのが実情です。

そして残念ながら、人には「老害」の被害を受けやすいタイプが存在します。

これはかつて『「優しすぎて損ばかり」がなくなる感情脳の鍛え方』（すばる舎）という本で詳しく解説したことがあるのですが、**他人の感情に影響を受けやすく、自分自身の感情をもともと持ちにくいタイプの人**がそうです。このタイプが「老害」に遭遇すると、まさしく一方的に攻撃されやすく、打たれ続けているのに打たれているという自覚を持ちにくいのです。

また、特に、後でも述べますが「老害」側は、相手を支配したり、抑圧したりすることに対する快感や達成感のようなものを持っているため、いくら「老害」を及ぼしても相手からの反応が鈍い場合、勝手にエスカレートしかねない危険性を持っています。それは見方を変えると、そこまで深刻な被害が起こっていない場合は、「適度な老害」と「被害を受けている意識の低い被害者」が、不思議な共存関係を維持する状況も起こり得ます。特に「老害」側には「ありがたい」存在でしょう。ただ、何事にも限界、限度はあります。

反対に、「老害」を受けにくいのは、**自分の意見を持っているだけでなく、はっきり主張することに長けているタイプ**です。反論されると、「老害」側はくみしにくいと考え、自己肯定感が削られるリスクを考えるからです。

私自身の個人的な記憶にも、今考えれば「老害」丸出しの言われなき攻撃を受けながら、言い返すこともできず受ける一方となった苦いシーンが残っています。医学の世界も、ある時代、ある段階までは徒弟制とでも言うべき雰囲気が濃かったのです。そんな私が、むしろ今の若い方たちから「老害」と思われていたら……やはりたまりません。

組織の中で再生産される「老害脳」

人生の選択を経て、何らかの職業を得たり、職場に通ったりするようになると、よくも悪くもその組織の「文化」に慣れ親しんでいきます。

いわゆる昔ながらの年功序列や、体育会系、軍隊的、服装にうるさい……という組織もあれば、自由度が高い、流動性が高い、カジュアルな服装で勤務可、リモートワークＯＫ、役職や年次問わず「さん」付け……という柔軟な組織もあるでしょう。

もちろん、人によって合う、合わないというマッチングが生じます。合う人はそこで自分の価値が発揮されやすく、評価される仕事に結びつきやすいと考えるでしょうし、合わない人は常に転職情報をチェックしているでしょう。

たとえば、たまたま入社した会社が「体育会系」だったとします。先輩は常に尊敬するべし、上の命令には絶対服従、休まず働き弱音を吐かない人こそ出世する……という企業文化が徹底されていると、そこにもともと適性のあった人が残ります。この時点で「老害」の温床になりやすそうですが、その一方で、最初はその文化に合わず、嫌だと感じていたような「老害」被害者も、やがてその状況に適応し始めるのです。

上がどんなに「老害」であっても文句は言わない、とルール化してしまえば、逆に迷いは消えます。影響力を行使できる人が強く、行使される人もその状況を当然だと考え始めれば、もはや多少の悪事が起きても組織内で問題にはならなくなるでしょう。そして、組織文化は大きな問題や事件がないかぎり継承されていくため、かつての「老害」被害者たちも、すっかりその文化に適応して、ほかを知らない「専門家」となってしまいます。そして、時間が経過すると、かつての上司以上の「老害」になるリスクもあります。

多少大げさに述べれば、「老害」エリートの誕生です。周囲に「老害」が多い環境で育つと、自分自身も、ともすると育てた人を上回るほどの立派な「老害」になってしまうというわけです。

さらに言ってしまうと、適切なたとえなのかは分かりませんが、まるでゲームの「バイオハザード」のようなものです。最初は嫌な思いで抵抗していた人が、いざ「老害」にかまれると、まるで感染したかのように自身も「老害」化してしまう……組織には、そんな危険性も隠れているといえるでしょう。

また、適切な休息が取れず、睡眠が不足していると、脳の老化は早まります。組織が休息や短時間労働を否定し、長時間労働を「みんなそうやって頑張ってきたのだ」と肯定するような文化であれば、そこは一層「老害」発生の温床になります。

この問題は個人の「老害」化に限った話ではありません。「はじめに」でも述べた通り、企業内のルールや常識が、初めこそささやかだったものが徐々にエスカレートし、社会的には犯罪的な状況になっているにもかかわらずなかなか明るみに出ない……というようなこともあります。**不正、偽装、賄賂、粉飾など、挙げだしたらキリがありません。**「老害」が再生産されている組織では、誰も疑問を持たず、あるいは、持つこと自体が悪とされ、問題があっても見過ごされます。そして、ある日突然大ごとに発展するのではないでしょうか。**これはまさに立派な「見て見ぬふり」の「右脳老害」です。**

組織や学問の発展を阻害する「出る杭を打つ」老害の正体

「老害」の最もわかりやすい典型は、**「出る杭を打つ」人**です。

「出る杭は打たれる」などとのんきにひとり言を言っているようでは、もはや「老害脳」化にどっぷりはまっていると言わざるを得ません。

脳には、差異を検知する仕組みが働いています。同じ組織にいても、みんな違う人間なのですから、自分と異なるところや他人同士で違う部分を認識し、相手を理解したり刺激を受けたりします。双子でさえもある程度は差異を感じられるでしょう。

そして、「出る杭を打つ」タイプの老害は、相手と自分、つまり「老害」を受ける側と自分との差を強調し、自分の優位性を見せつけたくて、そのような行為に走っているとも言えます。そう考えると、「出る杭を打つ」という老害行為は、実は**自己肯定感の低さの裏返し**と考えられます。

たとえば、自分と相手には年齢差があるとします。そのことを強調するために、また年長者である自分のほうが存在価値の高い人間だと主張するために、「老害」を浴びせかけます。過去の経験を誇らしく語り、知識を披露し、栄光を自慢する。特に、最近能力を出し始めている人に向けて行います。それは、**老いゆく自分自身を防衛し自己肯定するための「自衛行為」**でもあります。

このような「老害」は自分脳に由来する「左脳老害」と言えるでしょう。こういったシーンがどこでも起きていることを、少し深刻に考える必要もあります。

会社のささやかな人間関係だけではありません。同じことは、たとえば私が可能なかぎり距離を置いてきた日本の学問や研究、医療の世界でも起きています。特定の個人を指して批判するつもりはありません。ただ、国内で学術的に名を知られている先生、いわゆる「その道の権威」がそうした考え方を持っていたとしたら、どうでしょうか？　果たして自由で革新的な学問の発展を助けるでしょうか？

私は以前、とある日本の中で高名な先生が、公の場で「結局、出る杭は打たれるのだ」

うんぬんと発言しているのを聞いてしまい、思わず耳を疑いたくなったことがあります。その学界の権威の発言です。私には、「オレの周りで『出る杭』を見つけたら、容赦なく打っていくからな！」という意味にしか読み取れませんでした。

恐らくその先生は、まさかご自身が「老害脳」化しているだなんて考えてもいないでしょう。何せ日本の権威なのです。周辺からは尊敬を集め、あるいは政治力を恐れられています。念のため申し上げておけば、かつて立派な業績ももちろん修められています。

きっとご本人は、「功成り名を遂げ、後輩の模範にならなければならない自分こそが、率先垂範《そっせんすいはん》してみんなを厳しく鍛えてやらなきゃいけない」というくらいのマインドなのでしょうが、その陰で、もしもこれまでの学説を大きく変えるような発見をした研究者が出てきたら、果たして先生は権威として何を率先垂範するのか、私は考え込んでしまいます。

もちろん、国際舞台では、このような無自覚な「老害」が生存できるチャンスは限りなく乏しいと言えるでしょう。学問よりも、研究よりも、自分の経歴や立場を優先して「出る杭」を打ち、しかもその自覚すらない……としたら、日本の「老害」の根は非常に深いことになります。

「老害脳」化は日本だけの現象か？

このようなことを述べたのは、私たちの生きる日本社会は、秩序や肩書を重んじ、年長者を敬う文化を持っているために「老害」が発生しやすく、また「まん延」しやすいのではないかという疑問を持ったからです。あるいはもう少し広い意味で、儒教の影響を多かれ少なかれ残している東アジアの文化圏に共通しているのかもしれません。そして、日本がすでに少子高齢化に突入している中、社会のさまざまな場所で問題が起きていますが、それを問題として認めず、正面から対処しようとしない状況も、もしかしたら「老害」を中核にして起きている可能性が考えられます。

脳の仕組みは、社会の状況、あるいは社会の構造から、よくも悪くも何らかの影響を受けています。反対に私たちの脳が社会のあり方を規定し、また加速させている側面もあります。もしもこの社会に問題があるのであれば、少なからずその原因は、この社会を構成している人々の脳に起きている問題のためでもあるのです。

私は30代~40代の一時期、アメリカで研究生活を送っていたため、ずっと日本社会で暮らしてきた人と比べれば、いくらかこの問題を相対化して眺められる立場だと思います。

そこで感じる単純な疑問として、私には、ここまでこの本で述べてきた「老害」という言葉——すでに読者の皆さんだけでなく、日本社会でもそれなりの知名度と存在感を有しているワード——を、果たしてアメリカ社会で暮らしているアメリカ人に英語でうまく、シンプルに説明できるだろうか？　と疑問に思うのです。

「老害」は、ひと言で何と表現すればいいのか？　そして「老害」を構成している具体的な出来事を、彼らは実感を伴って理解してくれるのか？　私にはあまり自信がありません。

そこで、日本の「老害」に対応する英語があるのかと、ネットで調べてみると、「老害」の英訳として、“old farts”や“old troublemaker”などの例が挙げられていました。他には、「年をとったことで問題を抱えている人」などといったより説明的な訳語、フレーズもありました。

あくまで私の感覚ですが、こうした英語のフレーズは、今回私たちが考えている「老害」

とは直接結びつきません。というのも、こうした英語のフレーズは、日本社会で問題視されている「老害」よりはずっと広くあいまいな範囲を対象としていて、単に「頑固な年寄り」とか、「面倒な老人」という意味でしかないからです。日本の「老害」のような、年長者に社会的な地位が伴い、若い人の自由な活動を抑圧し問題になっているというニュアンスは、英語のフレーズからは感じられません。また説明的な訳語は、あくまで日本での「老害」の実像を知っている人が、英語しか知らない人に状況を細かく伝えるために言葉を重ねている印象を受けます。

それに引き換え、「老害」というたった二文字の単語は、その全てを悟らせるインパクトを持っていると感じます。これはすなわち、アメリカ社会においてはあまり「老害」が問題視されていないことを示しているとも考えられます。人間の脳は人種間で機能に違いはないのに、少し不思議ではないでしょうか？

ここからは、日本特有の「老害」問題、あるいは「老害」が日本を蝕み、停滞させてしまっている可能性について、述べていきたいと思います。

もっとも、これから述べる内容は、研究というより私の所感に基づいたものが多いため、一種の提案や提言として受けとっていただければ幸いです。

安定している日本は「老害脳」を生みやすい？

2022年に始まったウクライナでの戦争は悲惨かつひどい話ですが、多くの日本人の印象に残っているのは、まだ40代半ばという比較的若い年齢で、戦争指導と国際安全保障体制再検討の矢面に立ったゼレンスキー大統領、そしてその周辺にいる参謀たちの振る舞いや動き方だったのではないかと思います。

彼らは自国を守るために、既存のメディアだけでなくSNSを駆使し、動画や画像を効果的に使って世界に発信するだけでなく、演説やスピーチの内容をよく練り込んでいます。他国に支援を求める際には、その国の文化を称賛し、共通点を訴えて刺激することを欠かしません。一方でこの戦争を招いた原因の一つである国際安全保障体制の矛盾や問題点を鋭い言葉で突いたりもします。

多くの人命を失い、国土を占領され、首都まで攻撃を受けている状況では、できる限りの手段を全て取ることは当然です。しかし、もし日本が何らかの国家的問題を抱えたとき、行政のトップや国民の代表者たちが、同じように総合的かつ効果的に感情を乗せて人々を導き、他国に訴えることができるかと言われると、少し考えてしまいます。

現在の日本がウクライナのように即座に侵攻される可能性は低いので、ウクライナと日本を比べるのは意味がないと言われるかもしれません。確かに、日本が安定しているからこそ、大きな問題に直面する機会が少ないというのも事実です。かつてほどではないにせよ、日本は世界的に見ればまだまだ「財産」をたくさん抱え、豊かかつ平和に暮らしている部類の国です。

このような状況の中で、私たちは、トップに立つ人を選ぶ際、安定性や前例を重視し、さらにトップに立つ人をあまり変えたがらない傾向があります。

これを脳科学的に見ると、比較的平和である日本社会では、人々の危機意識は鈍くなり、思考停止に陥りやすい状態にあると言えるかもしれません。

人々は現状をあまり疑わず、新しいことを積極的に理解しようともしません。これは、むしろ、理解を深める力を活性化しないほうが得だと考えているからです。

こうした状況を、はたして「美徳」とするのか？「老害」とするのか？
日本人の脳が成長していくために、実は重大な問題なのです。

リーダーの高齢化が日本社会に及ぼす影響

これまで述べた通り、日本社会には「老害脳」を生み出しやすい素地があるのではないかと考えられます。それを何よりも如実に表しているのは、**各界の指導者やトップ層に高齢者が多いこと、さらに、彼らが仮に「老害」的な振る舞いを見せても、周囲に抵抗する人があまり見られないことです。**

何も、高齢になったら無条件に引退せよ、などと言いたいのではありません。高齢化社会なのですから、高齢者の意見を代表する政治家が存在することは大切な要素でもあります。

だからといって、「老害脳」化した人が、高齢であることを味方につけて、そのままリーダーの地位に居続け、その上「老害」的な振る舞いによってライバルを退け、自分の考えを押し通そうとしているのなら、どうでしょうか？

この問題の核は、「老害」を受ける側が総体としてそうしたリーダーを排除できず、新陳代謝も世代交代も進まないことにあります。

高齢者の後に続く人々もまた「老害脳」化され、日本社会の活性化は、おのずと政治の世界で起こりにくいわけです。


きっと何人か、具体的な顔が思い浮かぶのではないでしょうか。派閥間やメンツの争い、権力闘争には長けているけれど、解決策を提案したり、リーダーシップを発揮したり、人々のモチベーションを引き出したりはしない人たち……その典型例は、普段目立った動きを見せない大物政治家です。そして、何かの矢面に立ちマスコミから質問されると、すぐに怒り、議論をさえぎろうとさえし始めます。さらにいえば、彼らは聞かれている質問の内容をしっかり理解して答えているのか、判断や論理的思考力が機能しているのか、不安になるときがあります。端的に、挙動や反応が鈍く見えることさえあります。

80代にもなれば、当然脳の老化によってそうしたケースは増えてきます。しかし国民の代表として、選良として権力を持とうとするのであれば、少なくとも自分の脳の老化と戦い、打ち勝った上で重責を担ってほしいと思ってしまいます。

「黙っていることは美徳」は危険？　無関心が招く「老害ハザード」

そして何度も述べる通り、日本では、「老害」を隠そうともしないリーダーを前にして、被害者側が、どちらかといえば騒ぎ立てず、黙っていることを美徳とする傾向があります。これ自体「見て見ぬふり」の「右脳老害」と変わりありません。「老害」がそのままになっているということは、問題があると認識はしているのに、正しいソリューションを考え、実行したりはしないことと同じです。尖ったものを、丸く収める方向への力が強く働いているということです。

ただ、「老害」を受ける側は、仮に「右脳老害」化されていても、まだ「左脳老害」化はしていない分、論理的な思考や、情報の受容、解釈が正しくできる余地は残されています。したがって「老害」の被害によって何か問題が起きている際、原因やポイントを把握し、解決策を見いだすことは、可能なのです。**むしろ、自分自身が、「左脳老害」化される前に何とかしなければなりません。**

それでも、自分には実行力が欠けていることを悲観視し、「老害」のターゲットにされないようにするあまり、結局何もしようとしない人が多いのです。それでは、せっかくのソリューションを生かせません。そして、「老害」によって起きている問題が、誰の目にも明らかな失態や悪事として広く認識され始めてから、「実は以前から考えてはいたのですが……」「何度か指摘はしたのですが……」などと言い始めることが多いのです。

被害者側がこういう状況に甘んじていると、やがて自分で考える力を失ってしまいます。考えても無駄だと思えば、深く考えずに適当に対処して生きていく方が楽だからです。また、相手にはっきりと迷惑であることを伝えるのには、どうしても勇気が必要だったりします。

こうして、先にも述べた通り、「右脳老害」の中で生きていると自分も容易に「右脳老害」化して、ついには「左脳老害」化していく、というゲームのバイオハザードの法則、すなわち「老害ハザード」が成り立つのです。

学校でのいじめや、不正会計、各種規制の無視など、**みんなが悪いことをしているグループでは、やがて悪いことを悪いと感じられなくなり、暗黙の無視ができるようになってしまうのとよく似ています。**そればかりか、グループからはじき出されないために、あるいはそのグループで高いポジションを得るために、むしろ積極的によりひどい形で悪事に加わるという心理さえ珍しくありません。

日本の「△」文化が老害を温存させる

もしかするとアメリカ社会では、「老害ハザード」の連鎖は生まれにくいかもしれません。たとえば、アメリカの医師は、自分を訪ねてきた患者に対して、自分の専門であろうとなかろうと、何らかの病変があると認識できた場合には必ず行動しなければなりません。患者自身から質問されようとされまいと、何も行動せずに黙っていると医療訴訟の対象になります。

また、それ以前の話として、アメリカの人々は常に、自発的に意見を述べる傾向があります。もちろん対立の先鋭化などいいことばかりではないことも近ごろ認識はされていますが、自身の考えや、政治的立場、宗教などに応じてはっきりと物を言い、相手を批判します。

極端に述べれば、そこには「○」と「×」だけが存在します。自分の意見に基づいて「○」か「×」かで説明できない人は、相手にされません。相手が誰であっても、年齢に関係なく、です。少なくとも年齢を理由に遠慮したり、積極的に黙っているという姿勢は見られません。

アメリカの政治対立が報じられる際、ニュースの映像や画像に、双方のグループがそれぞれ主張をプラカードやシャツに書くだけでなく、お互いに体や顔を近づけ、激しく議論（あるいは罵倒なのかもしれませんが）している様子が出てきます。日本人として見慣れないのは、たとえば若い女性とかなり年齢を重ねたおじいさんが、互いに正面に立ってマシンガンのように大声で意見を述べていく雰囲気です。誰がどのような政治的主張を持っても自由なのは前提としても、日本の感覚では、主張の内容を聞く前に、「何もお年寄りに向かってそんなに激しくまくし立てなくても……」と思いがちです。

反面、日本は対立を避けるあまり、たとえ心の中が「○」だろうと「×」だろうと、はっきり主張しないことを美徳としています。言うなれば「△」の文化です。

自分の考えや本心を悟られないように振る舞い、相手を傷つけず、正面から受け止めず、敵をできるだけ作らないようにするわけです。そして、決して白でも黒でもなく、グレーのグラデーションを適切に出し入れできる人物が、上手なコミュニケーションのできる人、有り体に言えば、敵を作らない人として評価を受けます。

そしてこの「△」にこそ「老害」が宿っているのです。

もっとも、このような文化をポジティブに評価することもできるでしょう。世界のあらゆる地域で政治対立や宗教対立が激しくなる中で、日本における「△」的な振る舞いは、相互の尊敬が保たれていて、平和な社会と映る可能性もあります。

しかし、そのために自由な議論や本心の開陳が犠牲にされているとしたら、日本社会の美徳や相互の敬意を表面的に評価している人も再考するかもしれません。

年齢を重視しないアメリカ社会「なんで年齢を聞くの？」

二刀流で大活躍の大谷翔平選手を評するとき、日本とアメリカでは少し違った見方があるように感じます。

日本でよく聞かれるのは「ベーブ・ルース以来の……」という枕詞です。

無論ベーブ・ルースはレジェンドであり、かつて日本にやってきて試合をしたという縁もあります。何せ１００年近くも前の伝説が再び目の前に現れていると表現され、見たこともないレジェンドに匹敵する選手だと紹介されると、がぜん日本人はうれしくなってしまうのではないでしょうか。

一方で、アメリカでは、大谷選手とベーブ・ルースを「比較」することはあまりありません。

あくまで、大谷選手が争っているのは現在の現役選手たちであって、引退した選手たちは記録の中に生きているに過ぎません。レジェンドをリスペクトはしても権威を感じる必要はないし、そもそも現役選手と過去の選手の数字を比較すること自体あまりしません。現役は現役、歴史は歴史であって、関係ないと考えているのではないでしょうか。

　そして、レジェンドたちは当然に現役選手たちよりも年上、あるいは故人ですが、彼らに対して、「先人」だから、「大先輩」だからと無条件に強く尊敬する雰囲気も感じられません。批判も行います。しかし日本であれば、大記録を残したレジェンドに対してわざわざ批判するようなことはないでしょう。そこには、あくまで野球というスポーツを通しての尊敬や敬意があり、記録をリスペクトしているのであって、年齢について重く考えていない、というアメリカのスタイルが見えてきます。


　なぜこんなことが気になるかというと、実は私自身にも、アメリカでの生活で強く記憶に残っているエピソードがあるからです。

　30代の半ばから40代初めの時期、アメリカに渡っていた私は、恐らく自分よりも10歳前後若い連中と混じって研究にいそしみました。その中でも、普段は研究に関する話と、ばかみたいな冗談を言い合っていた人が次のステップに進んだりするなど、出会いや別れがありました。

私自身が日本に帰国する前にも、多くの人と別れを惜しみました。私はある若い研究者と仲良くしていました。彼とお別れするタイミングで、私は以前から気になっていたことを、本当に何気なく聞いてみました。

「ところで、前から聞きたかったんだけど、キミって何歳なの？」

少し空気が変わったのを感じました。彼は、何だか不思議そうな顔で私を見て、こう言いました。

「トシ、なんでそんなこと聞くの？」

不快に感じた、というより、聞かれた意図がわからない、というニュアンスでした。反面私は、うっかり聞いてしまった自分を少し恥じました。

彼らは年齢をほとんど気にしていません。面白ければ笑うし、違う考えがあれば臆せず話し、反対意見があればしっかり述べます。当然、米国在住中に、日本人の常套句、「どこの大学出身ですか？」というセリフも一切聞きません。

その上で、私との関係は、ともに研究している医師同士、あるいは科学者としての仲間同士のものであって、私たちがサイエンスの世界に生きていることが前提です。

一般的に年齢をあまり気にせずに生きているアメリカ人ですが、科学の世界ではなおさら関係ありません。すごい研究をし、画期的な発明をし、価値ある論文をものにした人が、その価値の分だけ尊敬されるからです。

１００歳の科学者が大発見をすれば尊敬されますし、極端な話、その発見をくつがえす論文を13歳の子どもがものにすれば、それ以上に尊敬されるでしょう。そこには科学という共通言語、共通の価値があるだけです。

年齢を聞かれた彼は、私と話をしていて刺激的だったか、楽しかったから話をしていたのであって、私が自分より年上だろうが年下だろうが一切関係はありません。それも、あえて壁を壊そうとしているわけでもなく、ただ最初から、ごく自然にそう振る舞うのです。

年齢を重視する日本社会「キミはまだ若いからね」

それから10年近くたって、今度は反対側から驚かされることがありました。

日本に帰国した私はすでに40歳を超えていました。アメリカで学んだ内容をベースに脳科学の研究を続けていたのですが、私の研究業績を必ずしもポジティブに見ていなかったであろう、ある60代の大先輩から、直接、こういう言い方をされたのです。

「……キミもまだ若いからね」

もちろん、褒め言葉ではありません。要するに「生意気な若造が……」というニュアンスだとお考えください。

その方が、私の研究内容に対して否定的な意見を持っていたとしても、あるいはその方にとって私の研究が邪魔だったとしても、40を過ぎた人間をつかまえて、わざわざ「若いから……」と批判することに、私は背筋が寒くなる思いがしました。否定したいなら、私の研究や論文の具体的な箇所を示し、根拠を提示して批判すればいいはずです。そうすることが医学、科学の発展につながるのに、なぜわざわざ年齢を出す必要があったのでしょうか。

客観的に考えれば、日本の医学界、あるいは日本社会の上層には、ここまでして年齢を優先するメリットがあると考えていることになります。若いから、というだけの理由で見下せるからです。

私は年齢が全く無意味だとも思いません。加齢に伴って脳も身体も老化しますし、アルツハイマー型認知症にかかる確率も上がります。身体の衰えた高齢者をいたわり、助ける優しい社会であってほしいとも願っています。

ただし、だからといって年功序列の考えに重きを置きすぎて、年下の人たちの自由な発想や新しい活動が阻害されてしまうのはよくありません。高齢で体の自由が利かない人を支えるべきなのは、あくまで「身体の自由が利かないから」なのであって、「高齢だから」ではありません。

反対に、高齢者の側が「自分は年長者なのに適切な配慮を受けていない」と怒るのもおかしいのです。日本社会に、年功序列、あるいは年齢に依存した秩序が濃厚に存在していることは間違いありません。

個人主義のアメリカ／集団主義の日本　「老害」の発生しやすさの違い

ここまで、私自身の経験も交えて振り返ると、「老害」という現象自体をアメリカでは感じにくかった理由が、必ずしも日本が高齢化社会のトップランナーだから、というだけでは説明しにくいことに気づきます。

まず前提として、脳の老化の仕組みに人種差はありません。日本でもアメリカでも、ヨーロッパでもロシアでも、アフリカでも南米でも同じく、人の脳が老化していくこと自体に変わりはありません。つまり、脳の仕組みによって日本で「老害」が目立つという仮説は否定されるべきで、それ以外に、何らかの強い原因があると考えてみるべきでしょう。

アメリカで強く感じたのは、たとえ病人であろうと、身体障害者であろうと、**あくまで個人主義だという社会のあり方でした。**

厳しく言うなら、全ては個人の責任において、法に基づいて処理することを求められます。積極的に評価するなら、自分だけで生きていくことを支援する仕組みはそろっています。

対して、日本は集団主義的で、あらゆるシーンが組織化されていると感じます。しかもその組織は何重もの階層があり、家族や町内、学校や会社などの組織、果ては自治体や地方といった地域社会、そして最終的には天皇制に象徴される国単位においてまで組織化され、ほとんどの人が重層的に所属しています。また、企業の終身雇用制のように、多くの組織では長く安定的に所属することが前提で、所属する側もそれを期待していた面があります。「すでに終身雇用制は崩壊した」という考えの方もいますし、かつてに比べれば雇用の流動性は高くなったと考えられますが、海外とは違い日本の法制度は簡単に解雇ができないルールになっているため、所属し続けたい人、所属することにメリットを感じる人には引き続き有利になっています。この中では合議制、チームワークが重要視されるため、一人の飛び抜けた意見を重視するよりも、できる限り集団の意見を包摂しながら伝統的な秩序を残そうとします。

日本社会はプーチン氏のような独裁者が出ない代わりに、そこら中の小さな組織に「老害」が温存されうるわけです。

内向き社会で「老害脳」化を肥大させる日本

少し前の話ですが２０２２年のサッカーワールドカップや、２０２３年の野球ＷＢＣでは、日本代表が活躍し、国民もまた熱狂しました。私もその一人だったのですが、その中で特に若くして海外に出る選手の活躍が目立ったと痛感しています。

若い間に集団主義的で組織ありきの日本から出て、海外で刺激を受けながら個人として成長する、またその成長を日本にフィードバックする、という好循環が、少なくともスポーツのトップ選手の間でうまく機能していることはとても素晴らしいと感じます。私も30代後半をアメリカで過ごした身として、大いに共感を覚えます。

最新のテクニックや超一流のリーグの雰囲気を感じることと、医学の知見を求めて留学することは似ています。私は脳科学者として、自分の生まれ育った環境をいったん離れ、異なる世界に身を置いてみることがもたらす脳への積極的な刺激も見逃せない魅力だと考えます。そうすることで、自分自身に対する評価や、進むべき道の選択も変わります。日本では速球派だったけれど、アメリカではむしろ変化球の価値を評価された、などというのもよくある話ですが、世界のトップレベルに身を置くと、自分自身の新しい価値が見えてきます。当然、それによって目標や夢も刺激されることでしょう。

しかし、スポーツ界では海外に出て活躍する若者が目立つ印象だった一方で、近年日本から海外に留学する学生は残念なことに減っています。文部科学省の資料「『外国人留学生在籍状況調査』及び『日本人の海外留学者数』等について」(2024年5月)によれば、日本からの長期留学生は2004年をピークに3割ほど減少、その後一時持ち直したもののコロナの影響でさらに減少し、2022年ではピーク時の半数近くになってしまっています。経済的な問題もあるのでしょうが、それだけでなく日本社会が内向きで、その割にはそれなりに大きな経済規模を保っているため、海外に出ていく最初の一歩を踏み出すきっかけを持ちにくくなっているのかもしれません。

さらにコロナ禍では、日本が知らないうちに、デジタル化などさまざまな面で世界の流れから遅れていたり、非効率的で変わったやり方を温存していたりした事例が続々と明らかになりました。官民問わず、多くの手続きを対面でしなければならず、相変わらず紙や

FAX、押印を要求される状況が、海外では揶揄の対象にさえなってしまいました。

スイスのビジネススクールIMDの世界競争力センターが作成した「デジタル競争力ランキング」（2023年11月）によれば、1位米国、2位オランダ、3位シンガポール、6位韓国、9位台湾、10位香港、19位中国……から大きく離され、**日本は32位です。**この結果からも、今まであまりに日本は内向きになっていたことを心配しないわけにはいきません。

「老いた脳」に権力と肩書は「正義」か？「老害」か？

内向きな日本社会で、特に危惧すべきなのはやはり、老化してしまった脳の持ち主が、むしろ重要な地位に居続け、肩書と権力を盾に影響を及ぼし続けていることでしょう。

会社でも、医学界でもそうですが、誰の目にもわかりやすいのは政治の世界かもしれません。大臣や政党の要職、派閥のトップなどを高齢の政治家が務めていること自体はいいのです。彼らが経験を生かし、新しい時代に対応しながら仕事をしているのであれば、誰も不信感や不快感を抱いたりはしないでしょう。しかし残念ながら、肩書や権力を背景に政敵を攻撃し、まるで自分に地位があることを当然のように語る政治家がたくさんいます。

本来なら国民は、こうした政治家に任せていた権利は取り上げ、新しいリーダーを探さなければならないでしょう。しかし、むしろ「老害」の圧力に気おされているのが実情です。

ここに、安定していて流れのよどんでいる日本社会の問題点が見えてきます。脳の老化を放置したまま、その人がヒエラルキーを背景に、肩書や権力をそのまま伴っていたとすれば、その人は、強烈な「老害」になるでしょう。何度も述べていますが問題は、**そこに気づいているのに指摘もできないまま、ますます社会全体が事なかれ主義に向いていくこと**です。「見て見ぬふり」（つまり「右脳老害」）こそが、脳の老化への対処を遅らせ、脳の成長力を阻害してしまうのです。卵が先か鶏が先かの問題と同じですが、結局は脳の成長力を重視しない社会は、「老害」の温床とならざるを得ません。

選挙制度が「老害」を助長？　日本政治の問題点

こうして政治の世界において、選挙区の調整や公認を与える権限を持っている人の判断や、それに対して影響力を持つ派閥や組織の力、資金力などが重要になってしまうのです。ここが「老害」に支配されているのだとすれば、彼らに気に入られなければ立候補すらできなくなってしまいます。

かつての衆議院選挙は中選挙区制という制度で行われていました。今よりも広い選挙区で複数の議席を争うため、同じ政党でも複数の政治家が公認を得て出馬し、有権者が最終的に政治家を選びました。すなわち、**同じ選挙区・同じ政党でも有権者側に選択の余地があった**ということになります。

もっとも小選挙区制に変わった理由は、中選挙区制だと、資金力が物を言う選挙になりやすいことなどが指摘されたからなのですが、結果として誰が国民の代表になるべきかという判断を政党に委ねてしまい、政党助成金によって、まるで、政党に雇われているかのような会社員化した議員が列をなしているのが実態です。こうして、一般国民の目に政党が覆いかぶさり、民意が届きにくくなった結果、底力のあるリーダーを育成する仕組みがなくなり、より「老害」を加速したのではないかと思うのです。

かつてとは違い、世の中はすでにネット社会になり、資金力がない人も政策や自分の考えを訴えられます。お金のかからない選挙も十分実現可能になったにもかかわらず、なぜ再びこの問題を議論しないのか、私には疑問に思います。こうして、最初は政治への志に燃えていた若い政治家も、選挙を経るたびこの、「老害脳」になることを善とする日本社会の仕組みに取り込まれていくことはやむをえないでしょう。

それでも、「老害」被害者の視点で考えれば、少なくとも選挙を通じて代わる可能性のある政治家よりも、チェンジする仕組みがもともとない会社のオーナーのような「老害」や、日々仕事で接する必要のある会社の上司のほうがよほど身近で怖い存在なのかもしれませんが。

「不毛な論破」は「左脳老害」のサイン

国会中継や政治に関するニュースを見ていて、「不毛な議論」だと感じることはよくあります。その議論が実際に不毛なのかどうかは別として、われわれが「不毛」だと感じてしまうのは、議論をしている双方が頑固になっていて、もはやまともな議論になっていない、まるで「議論でショウ」になっているからでしょう。

脳が老化すると、思考力も理解力も衰えてしまうため、論争は双方が攻撃を勝手に続けるだけで結論が出ない争いになってしまいがちです。

野蛮な話、身体的な「勝負」で決着でも付けない限り、双方に妥協の余地がないため、何も話が進まず、非常に非生産的になります。

このような不毛な議論を娯楽や見世物として捉えることに、私たちもよくよく気をつけなければならないと思います。

たとえば、国会中継を見ていて、あるいは討論番組を見ていて、自分の意見に近い人が、そうではない相手を「攻撃」しているとしましょう。「そうだそうだ、もっとやれ！」「今の論破は痛快だった。この人の言うことは実にまともだ。それに引き替え相手のやつはなんなんだ……」こんな感情を持つようになっていたら、実は脳の老化が始まっているサインなのかもしれません。

脳がみずみずしさを保っているなら、自分と近い意見であろうとなかろうと、相手の主張を一旦聞き、思考して理解するプロセスを踏むことができます。そして、その上で批判すればいいのです。また、たとえ政治的立場や考えが近いからといって100%意見が一致するわけでもありません。しかし、なまじ感情移入してしまうと、その人の言うことが正義に聞こえる危険性があります。

反対に自分から遠い立場の人の話も、本来ならときには参考になったり、聞くべき内容が見いだせたりもするはずです。むしろ違う立場の人だからこそ、新たな学びを得ることもあるでしょう。本当に脳が老化していなければ、この作業を苦痛には感じません。むしろ、異なる意見を無視することは、脳の柔軟性を失わせるため、脳科学者の私には苦痛に感じてしまいます。

SNSと「老害脳」同質集団がもたらす危険

もはや嘆きに近くなってきましたが、近年は意見の異なる人を攻撃すること自体を楽しみ、自分の「正義」の心を満たす人も目立つようになりました。

かつてのようにテレビに向かって文句を言っているだけでなく、今はSNSなどを通じて実際に「論戦」に参加できるようになったのですから、皮肉なことに、若くして「老害」になってしまった人には、テクノロジーの発展で、ある意味それなりに楽しい世の中に変化しているのかもしれません。しかしこのような状況は、世の中全体の「老害脳」化にとってますます危険です。

特に、同じような「老害」同士が集まる機会が増えると、その「老害脳」はさらに悪化していくと考えられます。**なぜなら、似た者同士の集団は「老害」を生み出しやすいからです。**

人にはさまざまな属性があります。性別や人種、年齢や出身地、能力や出身の学校、収入や家族構成など、ファクターはさまざまです。

人は、共通の属性を持っていると、お互いに信頼が高まり、意思疎通がしやすくなることは多くの心理学実験で報告されてきました。

その一方で、お互いの違いを受け入れることができると、たとえば夫婦でも、コミュニケーションがより円滑になることがあります。

ところが、**似た者同士の集団では、共通点が多いゆえに、かえって些細な違いが目立ちやすく、結果的に対立が生じることがあります。**

たとえば、同じ会社内で、全員30代、全員男性、全員関東出身、全員ある一定以上の学歴、全員収入は同じという集団があるとして、その中で業績争いや出世競争をしているとします。すると、あまり違いが見いだせない中で、ごくわずかな違いを見いだして対立したり、派閥を作ったりし始めます。

ある会社の中で、A大学とB大学を出ている人たちがいるとしましょう。本来なら、学んだ内容、現在の興味、関心事、あるいは仕事のスタイルなどといった、各人の個性的な要素が大事であるにもかかわらず、出身大学が同じというだけで、彼らはＡ大学グループ、Ｂ大学グループと、別々の派閥を組んでしまうことがあります。

そうすると、本来ならわざわざ敵視しなくてもいい、敵視すべきではない人たちを最初から除外してしまい、結果としてそれぞれが互いに交流や情報交換ができないようになってしまいかねません。

このような状況は、もともと意味があまりなく、むしろ会社としては損している可能性があります。本当はＡ大学出身のＸさんとＢ大学出身のＹさんが組むと素晴らしい仕事ができるのに、それに気づくまでには相当高い、しかも意味の薄いハードルが存在します。結果としてその会社はリソースを生かし切れず、本来得られた業績を失っていることになります。

違いはある程度見える化されたほうが、自分自身を相対化できます。**できるだけいろいろな立場、背景、能力を持っている人との関係を保ったほうが、自分の能力を最大化できる可能性は高まります。**同質のものに固執してしまうことで、それを妨げている可能性があるのです。

第2章
「老害脳」と認知症
――「高齢化先進国」日本の進む道とは

「老害脳」に忍び寄る認知症リスク

地位も権力も保持したまま「老害」としてできあがってしまった人は、もはや周囲に迷惑をかけているという認識もないまま、可能な限り長くそのポジションを保つことでしょう。

しかし、実はそういった「老害脳」だからこそ、本人に恐るべきリスクが待っていることに気づいていません。**それは、「認知症」のリスクです。**

これまで、MRI脳画像を用いて、多くの人の脳の個性を分析し、脳相診断を行ってきました。その結論としてわかったことは、人の脳は、その人の人生そのものの結果を反映しているということです。

出世するためには、脳を必死で働かせ成長させることも必要な一方で、その人の仕事や生活行動の蓄積によって、どんどん脳機能に偏りが生ずることも一つの脳の仕組みです。詳しくは第3章で述べますが、「老害脳」は8つの脳番地の衰えや劣化で起こるのです。「怒りやすい」「人の話を聞かない」「無関心」「新しいことに消極的」など、これらの「老害脳」のサインは、ほとんど認知症患者の症状とオーバーラップするのです。

完全に脳が老化し、右脳も左脳も「老害脳」化してしまった人は、自分を肯定的に処してくれる人や自分に従順な人、いわば子分しか受け入れられません。もし、そこに、狡猾でめざとい人が接近してきても、もはや脳が老化しているために気づけないのです。

近づいてくる人は、初めからその権力者の脳がすでに老化していることを見抜き、従順なふりをして取り入ります。たとえ「右脳老害」的な被害を受けても堪えますし、自分の本心がどうなのかも関係ありません。なぜなら、狙っているのは、その人の権力とポジションだけだからです。いわゆるたいこ持ち、ヨイショの類いと考えればわかりやすいでしょう。彼らは「老害」化した人に従順なふりをしながら巧みに接近して心に入り込み、少しずつ権力を移させたり、権威を笠に着て自分の地位を向上させたりしながら、逆転するときを待っています。どう利用すれば自分に有利なのか、自分が削られないのかを考えているわけです。そうとは知らずに、「老害」者は、権力に酔いしれつつ、かわいいやつだと思っているでしょう。

いつも最後まで話を聞いてくれる。いつも自分の価値をほめてくれる。決して不快なことをしてこない……その裏にどんな目的があるのか、老化した脳ではもはや知ることができません。

こうなると、「老害脳」なのか、認知症なのか、専門家でも判別が難しくなります。特に3分間診療などの短い診療時間では、より診断が難しいかもしれません。

認知症の初期や認知症予備群の症状は、「老害脳」と区別がつきにくいと考えられます。このような問題は、権力だけでなく、金銭的な詐欺であっても同じことです。認知症患者や体の衰えた高齢者を狙う犯罪はよくある話ですが、巧妙に取り入ることで、犯罪行為ではなく、経済行為のように思い込ませ、財産を奪うことも可能です。

しかしこれも、悲しいことに脳が老化してしまうと、一度信じた相手に対して疑いを持つ能力が下がってしまいます。まさか自分の「老害脳」が狙われているなんて、想像もできないでしょう。

犯罪行為や相手を騙すようなことは決してしてはいけません。ただ、「老害」によって辛い思いをしている人にとって、その状況に対処する方法や心構えを学ぶために、先ほどの「思考力が衰えた人にうまく取り入るテクニック」を参考にすることは可能かもしれません。ここで言いたいのは、「老害」から何かを奪うということではなく、あくまで自分自身を守るための方法として活用できるということです。合気道のように、相手とうまく向き合うためのテクニックとして考えてみてください。この点については、第5章で詳しく説明します。

私は、「老害」の被害を受けている「非老害脳」の人こそ、認知のゆがみを正すことができるという自分たちの価値を発揮して、どうにか今の状況を変えてほしいと願っています。

第1章で述べたように、日本社会は「老害」にとって暮らしやすく、また「老害」を再生産する温床となっているとも考えられます。

そして、「老害」を傍観している人も、実はそうした社会の持続に加担してしまっている可能性があることを、私たちはもう少し深刻に考えなければならないと思うのです。このことが軽視され、あるいは先延ばしにされればされるほど、「老害」社会により自縛的に日本の活力はさらに失われてしまうのではないでしょうか。

革新的な精神を失い、認知症社会へ向かう日本

自分を偉いと思い込んでいる「老害」たちが君臨していることによる少なからぬ代償として、日本は成長力を失い、改革を軽視し、議論を避け、形式に溺れる社会になってしまっているのです。

少し話を広げれば、近年日本でニュースの中心になっている話題や問題、たとえば低い経済成長率や、相対的に低い労働生産性と、その結果としての1人当たり所得の相対的な低下、円安による輸入物価の高騰、インフラの劣化……そして何よりも、そうした危機について**「わかってはいるけどどうしようもない」とあきらめているような雰囲気**そのものが（もちろんこれらの問題を個人で解決するのは困難であるにせよ）、実は、人々の脳の成長を阻害している「老害脳」によるものなのではないか、という推論も成り立つのでは

ないかと思うのです。

そうすると、「老害」というのは、もともとは個人間や小さな組織内での問題を指していたものの、実際にはもっと大きな問題であり、日本社会全体に悪い影響を与えている病巣かもしれないということになります。

若い人に期待しよう、というのは当然の話ですが、「老害」が仕切り続けている組織や社会で取り立てられるような若い人は、「老害社会」に従順で、自らもやがて老害化する可能性が高いです。

それはちょうど、古い政治の仕組みの中で、派閥や権力を持つリーダーに取り入って出世していく小物政治家のようです。それが「出世のゴールデンルート」となったら、めざとく賢い人たちはみんなそこばかり目指すようになってしまい、彼らが本来、若い頃に持っていた革新的な精神や柔軟な価値観は失われてしまいます。

ただし、「老害脳」を持ち、「老害」を引き起こす人であっても、その本人の脳だけには、本人にとっての信念や価値観が宿っています。

脳科学者としての私に言わせてもらうなら、「脳はうそをつかない」のです。人の口は誤ることがあり、行動も言葉と異なることはあっても、脳はその人の本質を表します。

どんな権力者も、巨万の富を持っていても、自分の脳だけは買うことができない。脳が衰えれば、いずれ誰でも「老害脳」となり、さらには認知症になり得るのです。

私たちは「大老害時代」をどう生きるべきなのか？

私は「老害脳」は「認知症脳」への前段階であるという仮説をもっと探究すべきだと考えています。この2つの症状には類似性があるので、診断基準をしっかり決めて対処していけるとよいのではないかと思います。

認知症の前段階は、ＭＣＩ（軽度認知障害）と呼ばれる状態で、これになると、高い確率でアルツハイマー型認知症へと進行します。またＭＣＩの前段階は、ＳＣＤ（主観的認知機能低下）です。ＳＣＤでは、実際に記憶力や注意力の低下を感じて、メモリー外来を受診しても、検査で異常値が出る段階ではありません。しかし、このＳＣＤにおいても、全く自分の認知機能に自覚を感じない群よりも、その後の認知症の発症率が高いと言われています。

「老害脳」の位置づけは、このSCD群やSCD以外の群（自分の認知機能に無自覚な群）、そしてMCI群の中にも存在していると考えています。

「老害」が生まれる背景、そして老害が老害を再生産していく構造を考えると、どうにも残念な気持ちになります。しかし、「老害脳」を診断し、予防することで、脳の劣化を防ぎ、結果的に認知症予防ができるのは良いことです。

私に「老害」について本を書いてほしいと依頼された当初の目的は、「老害」が多い世の中でどのように身を守るか、というノウハウの紹介だったのですが、果たしてそれだけで十分なのか、という疑問が拭いきれませんでした。

「老害」から身を守るための実践的な方法は第5章で紹介するのですが、私は、「大老害時代」を生きる一人としても、そうした解決策の提示だけで終わらせたくない、という思いを抑えられなかったのです。

大半の人は遅かれ早かれ脳が老化し、どうしても「老害」加害者のような存在になり、認知機能の低下が顕著になります。では、彼らをただ「老害」と呼んで指弾し、排除すれば、それによっていい世の中になるのでしょうか？

もちろん、現時点ですでに深刻な被害を受けている人は当然何らかの対策を取るべきです。しかし、一方的に「老害」と呼ばれている側の人たちを批判する行為が、逆に思考を停止させ、何でも問題を単純化して処理する嫌な世の中の流れを加速させてしまうのではないかと心配になります。これは、私自身がすでに60歳を過ぎ、さらに75歳を過ぎれば社会的な意味でも脳の老化という意味でも、容易に「老害」と指を差される側になってしまう未来を恐れているからかもしれません。

「老害」にどう立ち向かい、自分の身を守るのか。そして、どうすれば自分自身が「老害」になりにくくなるのかを考える前に、私たち自身がもう少し考えを俯瞰的に持った上で、高齢化＝「老害」化していかざるを得ないこの時代をどう生きるのか、そして「何のために」対策を打つべきなのかを、少しだけ立ち止まって、考察してみたいと思うのです。

これは、私たちが社会全体として立ち向かうべきなのは、果たして「老害」そのものなのか、それとも社会全体の「老害脳」化を防ぎ、認知症への進行を阻止することなのか、という問いでもあります。

「老害」をなくし認知症を予防する「高齢化先進国」日本の未来

日本は世界の高齢化社会をリード﹅﹅﹅している国ですが、高齢化しているのは決して日本だけではありません。

東アジアは遅かれ早かれ高齢化と人口減の波に飲まれていきますし、出生率を見る限り、数十年後には日本よりもむしろ中国や台湾、韓国などのほうが厳しい状況に追い込まれている可能性があります。

そして、先にも述べた通り、脳の老化自体はどの人種であろうと、どこの国であろうと起きている問題でもあります。その上で、現在の日本は数多くのケースを抱えた高齢化の、そして、脳の老化に関する「先進国」だといえるでしょう。そして、日本のような一億人を超える人口と経済規模を持っている国が、この難題をどう乗り越えていくのかについては世界中の注目を浴びています。高齢化が進み、人口が減っても、いかに経済を動かし価値を生み出す力を可能な限りキープしていくか、言い換えれば、いかに1人当たりの生産性を上げ、効率良くしていくかを考え、あれこれとテストをしてみる最先端モデルになり得ると思います。

これは、決して嫌みやヤケの類いで述べているのではありません。島国であり文化的に独特で、言語の壁も厚い日本ですが、このまま高齢化と脳の老化が進むままにしておけば、やがて数少ない若い人たちは活力の高い海外に出て行ってしまうでしょう。そして、日本に魅力を感じてやってくる外国人も少なくなる危険性があります。こうなってしまうと、社会は、より内向きで活力の失われた状態になり、ただでさえ先行きの見通しが明るくない状況が、より厳しいものになってしまいかねません。

だから私は、現在の日本にとって、どうやって「老害脳」化を止めるかは、認知症を食い止めることにもつながるだけではなく、最終的に、日本の将来を左右する案外大きなテーマなのではないかと考えるのです。

中間層（老害予備軍）こそが果たす重要な役割

現在進行形で「老害」の被害を受けている、あるいは、過去に受けた経験があり、もうこりごりだ、と考えている方も少なくないでしょう。なぜ今更「老害」とつながらなければいけないのか、そんなの面倒だしおっくうだと感じられるかもしれません。

しかし、これから第3章で詳しく述べるように、年を重ねるにつれて、個人差はあれど、誰しも脳は老化していきます、そして、やがて「老害」的傾向が強くなり、結局「老害脳」になるリスクを抱えています。

だからこそ、「老害」について考え、問題について関わっていくことは、自分の「老害」化を防ぎつつ、自分自身の力にも変えていくメリットがあると思うのです。

その一番のメリットは、自分の認知症を予防できることです。

認知症は、40歳前後から20～30年かけて、運動不足や睡眠不足、睡眠障害、閉塞性睡眠時無呼吸症、高血圧、糖尿病などの病気が積み重なり、発症すると考えられています。つまり、40歳前後から認知症患者が急激に増加する78歳までの間で、自分自身が「老害脳」にならないことが、結果として自分の認知症を予防することになるのです。

60代となった私は、「老害」についてあれこれ考えを巡らせました。そして、最終的に考えたことがあります。

それは、「老害」の被害者でもあり、今後、加害者の側面も持ってしまう可能性のある、中間層（つまり老害予備軍）が果たす役割が特に重要であるということです。

多少なりとも「老害」の加害行為がどのようなものかを身をもって体験しており、自分が被害者だった記憶も生きています。このような立場にある人々が、「老害」加害者になってしまった人たちから若い人たちを守るべき立場になります。そのため、できるだけ脳の老化の悪影響を表出させないように努力することが必要となってきます。

中間層である人々が、そのまま「老害」に向かって一直線に老化しないよう、メンテナンスしながら、自発的に脳の老化を遅らせる習慣を身に付けたいところです。

そして、「老害」のせいで萎縮し、本来の能力を発揮できていない若者たちを助けていけるようにするべきなのです。

貫いてきた道が「老害」リスクに？　中間層のジレンマ

このように、社会全体で、「老害脳」化、ひいては認知症のリスクに立ち向かっていくことを考えたときに、「老害」被害者と加害者の中間層に当たる人々の努力、具体的には自分自身が「老害脳」にならないように、脳の老化を遅らせる習慣を身に付けていくことが、重要になっていくことはおわかりいただけたかと思います（そして、その詳細については、第４章で詳しく述べていきたいと思います）。

一方で、「老害脳」化する社会で、中間層の苦悩というものも考えられるのです。というのも、自分自身の道を貫いたことそのものが、場合によっては新たな悩みを生む可能性もあるからです。

今回、この本を書くにあたって最も悩んだのは、「老害」にならないよう努力してきた自分が、むしろ、自分が作り続けてきた世界の中で脳が老化し、結局「老害」になってしまう可能性があるのではないかと感じたことです。ただし、まだその危険を感じとれるうちは、私は「老害」にならずに済むのかもしれません。

つまり、「老害」による被害を受けずに自分の信じる道を進んだ結果、その人には自信や誇り、達成感や生きがいが生まれます。それ自体はとても良いことですし、今もその気持ちで努力していると思います。しかし、それすらも、結局「老害」に行き着くリスク要因になり得るのではないか、ということです。特に中年期の後半にさしかかっている人は、そのことをよく考えて注意しなければなりません。

自分の脳の老化は気づきにくく、まして「あなた、最近脳が衰えていますよ」などと声をかけてくれる人はいません。ベストセラーにもなっている拙著『一生頭がよくなり続けるもっとすごい脳の使い方』（サンマーク出版）でも述べましたが、脳の衰えやうつ状態はMRI脳相診断で容易に判別できます。改善した場合と比較すると、脳の劣化が驚くほどはっきりとわかります。

脳の中年期（詳しくは第3章で後述）にさしかかっている年代の人は、脳の老化を遅らせるための努力をすぐに始めるべきです。また、今は「老害」の被害者である人たちも、それが、未来の自分がなり得る姿かもしれないという意識を持って観察してみるのもプラスになります。

コロナ禍で認知症が約１・５倍増加　「老害脳」と共に克服を

本書における仮説は、「老害脳」を克服しつつ、「老害脳」の仕組みを知ることによって、将来の認知症予防につながり、世の中を良くしていけるのではないか、ということです。

そして私は、コロナ禍が終わりつつある今だからこそ、老害問題を共有するいい機会になるのではないかとも思っています。

実は、新型コロナウイルスに感染した人の中で、認知機能障害に苦しむ人が急に増えており、脳の老化や神経萎縮が加速されるというエビデンスが示されています。

ケース・ウェスタン・リザーブ医科大学からの報告では、アルツハイマー型認知症と診断されたことのない、米国の65歳以上の成人６２０万人の匿名の電子カルテを分析した結果、認知症の発症が１・５～１・８倍に増加していたとしています。

これらの事実が示すことは、認知症を発症しなくとも、認知機能が低下している認知症予備軍や「老害脳」の状況が、コロナ禍の3年間で拡大してしまったということです。

コロナ禍で、急速に一般化したリモートワークは、日中の座っている時間を増やし、思考力や記憶力を低下させました。それは結果的に「老害脳」予備軍だった人々の状況に悪く作用したのではないかと考えられます。

コロナ禍以前を思い出してください。社長も一般社員も、ベテランも若手も、一応毎日出社して顔を合わせ、打ち合わせをしたり雑談をしたりしていたでしょう。

そこにコロナ禍の荒波がやってきて、最初はしかたなくリモートが導入されました。しかし、特に若手やITに抵抗のない人を中心に、この働き方は自分にマッチしていてとてもありがたい方法だと評価され始めました。もしも自宅で働いたところで生み出す価値が同じなのであれば、通勤時間や家事・育児との兼ね合い、プライベートとのバランスなどを考えれば断然リモートワークのほうが快適で、疲労も減ります。人によっては、むしろリモートワークのほうがより価値を発揮しやすいと感じているかもしれません。最近は、リモートワークがどこまで許容されるかも、若い方たちの仕事選びの大きな要素となっています。

リモートワークの副作用で「老害」が顕在化？

一方で、コロナ禍が残したリモートワークの急速な普及における思わぬ副作用が、「老害脳」に出てしまったのではないかと考えられます。

たとえば、こんな例を考えてみましょう。

たたき上げで会社を築いてきた創業社長が、１００人の社員を雇用して会社を経営しています。社長は自信家で、自らのアイデアと勇気でここまでビジネスを拡大してきました。同時に、だんだん自分を助けてくれる仲間が増え、社業が成長することも喜びの一つでした。

若い社員には積極的に声をかけ、励ましたり指示を与えたりするだけでなく、ときには雑談をしたり、食事や酒席を通じてコミュニケーションを取ってきました。若い人の発想や考え方にはなかなか理解が難しいものもあり、流行や言葉遣いにはよくわからないものもあったのですが、それもまた刺激となり、経営判断のヒントにもなることもありました。そして、若い人たちに自分の歩いてきた道や経営方針、今後の考え方などを含んで聞かせるのもまた楽しい時間でした。ただ、ある程度の若手社員たちは、そうした社長の振る舞いに、少しだけ「老害」のような雰囲気を感じてもいたのです。そこにコロナ禍がやってきて、やむなく出社は最低限になりました。当初こそどうなるかと思いましたが、意外にリモートでも遂行できる仕事は少なくなく、社業に致命的な影響はありませんでした。ほっとしたのは社長だけではありません。いちいち会社に出てこなくても仕事ができて給料ももらえ、雑談や酒席に付き合わなくてよくなった若手社員たちは、今後ずっとリモートワークで構わないと考えるようになりました。

社長はリモートワークの継続には反対でした。世間の動きが落ち着きを見せ始めたところで、ふたたび出社する方向に戻していくことを指示したのです。やはり、長年の社会人生活の中で、顔を合わせずに仕事が進むことにどうしても抵抗があったからです。

こうして、久しぶりに元の働き方に戻ったのですが、しばらくの間直接会っていなかった社長は、人の話を聞かず、自分の考えを押し通す「老害」の度合いが強まってしまっていたのです。なぜなのでしょうか。

コロナ禍の前、さまざまなシーンで、仕事も雑談も交わしている間は、実は他人と関わっているおかげで自分の知らない話や自分と異なる考え方に触れる機会があり、自分の考えが絶対ではないという感覚を得やすかったのです。もしも若手が無関係な話をしたり、自分の意図とは外れた考えを持っていても、その背景を聞き取れば、意外にもそこにヒントがあったりもします。

コロナ禍でこうした他人とのちょっとしたコミュニケーションが失われると、脳の老化が進みやすい年代の人にとってはリスクが高まります。いつも一人で考えるようになり、些細なことでも他人との違いに直面しなくなると、脳は急に衰え、凝り固まっていくわけです。この段階で久しぶりに他人と会話をすると、自分とは異なる部分を全て拒否し、否定し始めてしまいます。何せ社長ですから、その権限は持っているわけです。

ここから、たとえば2つのポイントが学べると思います。

まず、老害を及ぼす側が、そこまで深刻な「老害」ではなかったり、被害を受ける側の本人にある程度受け流す余裕があるのであれば、むしろ積極的に関わっていくことは、お互いのメリットになる、ということです。

もう一つは、人の上に立ったり人を使ったりする立場の人は、自分の部下や社員から「老害」と思われてしまっただけで、相当に効率が悪くなり、恐らく業績も下がっていくだろうということです。部下や若手の立場では、適当に口を合わせてごまかし、最小限の努力で給料だけもらい、さらにイヤになったら辞めてしまえばいいことになります。これでは、それまでの教育や投資も台無しになってしまいます。

ここに、両者が歩み寄れるポイントがあると感じます。一見仕事と関係のない、どうでもいい会話やコミュニケーションが、実は互いの違いや立場をさりげなく認識する重要な意味合いを持っていたということ。そこがうまく機能していれば組織の力は強まり、雇う側も雇われる側も、上の立場も下の立場も、年長者も若手もメリットが得られるのです。

リモートワークは表面上の効率化を促進します。しかしその代わりに失っている要素もあるのです。むしろトータルでは効率が悪くなっている可能性もあります。あるいは、リモートワークを徹底するのなら、こうした人間的な違いを楽しく共有できる仕組みの導入を並行して考えなければならないと思います。

互いに、慢性的に価値を削ぎ合うような関係だけは、できれば避けたいものです。

「睡眠障害」が「老害脳」化のリスクを高める

リモートワークの影響とあわせて、私たちの日常生活の中で他にも「老害脳」化に影響を与える見逃せない要因があります。それが「睡眠」です。

まず、うつ病の人の約8割が、睡眠障害を抱えていることが明らかになっています。そして、**「老害」の被害がうつ病を引き起こすだけでなく、逆にうつ病が「老害脳」を引き起こす**ことも懸念しなければなりません。これは、睡眠障害と閉塞性睡眠時無呼吸症（OSA）が、「老害脳」とも関係性が深い「アルツハイマー型認知症」の誘因になると考えられているためです。

睡眠障害とは、睡眠時間が短かったり、寝つけなかったり、途中で目が覚めてしまうようなどのことです。また、閉塞性睡眠時無呼吸症は、睡眠時に何らかの理由で息の通り道が狭くなってしまい、無呼吸になってしまう症状であり、睡眠障害を引き起こす代表的な疾患です。

一方で、アルツハイマー型認知症は、脳にβアミロイドという物質がたまることで引き起こされると言われています。OSA患者は、夜間に断続的に酸素不足に陥ることで、髄液中のβアミロイドの値が低下し、乳酸値が増加します。これは、記憶障害との相関性があることがわかっています。しかし、CPAP療法（持続陽圧呼吸療法）という治療を受けることで、このような相関性が無くなることもわかっています。

さらに高齢者ほどOSAになりやすく、放置すると認知機能が低下します。すると、認知症の手前である、SCD（主観的認知機能低下）患者の場合、症状がさらに悪化することも明らかになっています。

これらのことから、**睡眠障害は認知機能を衰えさせ、認知症の手前の状態としての「老害脳」を引き起こしかねない**ことが理解できます。

中年期にはOSAがしばしば注意力や記憶力、実行機能を低下させます。そして、CPAP療法はその改善に役立つのです。

「老害脳」予防には質の良い8時間睡眠が重要

厚生労働省は、「健康づくりのための睡眠ガイド２０２３」（２０２４年2月）の中で、「睡眠は、こども、成人、高齢者のいずれの年代においても健康増進・維持に不可欠な休養活動である。睡眠不足は、日中の眠気や疲労に加え、頭痛等の心身愁訴の増加、情動不安定、注意力や判断力の低下に関連する作業効率の低下・学業成績の低下等、多岐にわたる影響を及ぼし、事故等の重大な結果を招く場合もある」と指摘しています。

さらに厚生労働省の「令和元年の国民健康・栄養調査結果の概要」（２０１９年5月）によると、1日の平均睡眠時間が6時間未満の者の割合は、男性37・5％、女性40・6％であり、性・年齢階級別にみると、男性の30～50歳代、女性の40～50歳代では4割以上を占めており、先ほどの「健康づくりのための睡眠ガイド２０２３」ではこれを取り上げ、「国民一人ひとりの十分な睡眠の確保は重要な健康課題となっている」と述べています。

すなわち、**日本の40～50代の約4割が睡眠不足であり、それが「老害脳」や「認知症脳」**

の積極的な進行に影響を与えていると考えられます。

このガイドラインでは、現状を少しでも改善させるべく「6時間以上を目安として必要な睡眠時間を確保する」と目標値を設定しています。しかし、この6時間以上は、脳と体の健康にとって、デッドラインであって、目標睡眠時間ではないのです。

国際的な睡眠時間の目標値は、7時間半から8時間台です。平均睡眠時間が6時間を切ると、生活習慣病など、健康が明らかに脅かされることが医学的にはっきりしています。

かつて、私も「体が持てば、睡眠時間を減らしてもよい」という認識でいました。しかし、これは我が人生の大きな誤りで、最大級の失敗だと今は自覚しています。

60歳になり、1カ月間の平均睡眠時間を2時間以上のばして、現在は日々8時間以上の睡眠時間を保っています。20代から40年間、苦闘してきた午後の眠気は、平均睡眠時間が7時間を超えても解消されませんでしたが、平均睡眠時間が8時間を超えると全く眠気の症状が消えたのです。人生で脳の調子が一番良いときが、60歳にやってくるとは夢にも思いませんでした。明らかに50代より60歳になってからのほうが、脳の働きがよくなり、生きている実感が強いのです。「睡眠時間は4時間で大丈夫」という誤った思考の方は絶対に改めたほうがよいでしょう。

また、ノンレム睡眠で深く眠ることで、βアミロイドの排出が促進されたり、記憶の定着が促されるとされています。最近の研究では、自己申告による睡眠時間の短さはβアミロイド値の高さと関連することが示されています。さらに、レム睡眠中のＯＳＡが重症であるほど、言語記憶が阻害される結果も出ています。睡眠時間が短くなると、睡眠の後半に起こりやすいレム睡眠が短くなります。質の高いレム睡眠を取ることで言語記憶が良くなることを裏づけています。

このように、**無呼吸のない良質な8時間睡眠を取ることは、「老害脳」予防には重要な生活習慣になるのです。**

また、私は、メラトニンという物質が「老害脳」予防の一役を担うと考えています。

メラトニンという物質には、抗老化作用があるほか、抗炎症作用、鉄キレート作用、抗酸化作用、アンジオテンシンⅡ拮抗作用、時計遺伝子制御作用などがあると知られており、私もときどき、海外旅行中の時差ボケを改善するために愛用していますが、くずれた睡眠リズムを整え、８時間睡眠により近づけてくれます。

第1章でも休息や睡眠の質が脳機能に影響を与えるという話をしましたが、中年期の人が、日々忙しく働きながらも脳を若々しく保ち、自身の「老害脳」化を防いでいくには、質の高い睡眠や休養は必要不可欠なのです。

働く人の健康にも関わってきますし、組織内における「老害脳」のまん延を防ぐためにも、これらのことは、組織の人事部門や経営者なども十分に理解しておく必要があります。

小さな会社こそ「老害」と向き合うべき理由

もしこの本をお読みの方が中小企業の経営者や幹部だった場合、社内において「老害」を防ぐことのメリット、あるいは放置しておくことの危険性は、大企業よりも大きいと認識していたほうがよいでしょう。

第1章でも触れましたが、同じ「老害」加害者から、同じ状況で繰り返し継続して被害を受けている人は、格段にうつを発症しやすくなります。

産業医の一人として強調しておくのですが、この問題、実は全国のあらゆる職場で起きています。高ストレスを原因とした労働者の自殺は、警察庁の資料「令和5年中における自殺の状況」（2024年3月）によると、年間約6千人程もいるとも言われています。

彼らはもともと能力も高く、大きな問題を抱えていなかったのに、ある企業、あるいは部署にたまたま巡り会ったことが残念な結果に結びついたわけです。これからを担う若い方たちが、こんなにも苦しんでいるということをまず知っておいていただきたいと思います。

そして、私が知る限り、会社がそうした事案に直面した中でも、その対応は「何もしない」「休ませる」「配置転換する」の3タイプに分かれます。特に、状況をある程度把握しているのに「何もしない」というのは最悪で、今後こうした無関心さに対しては、いっそう法律的な責任を問われる流れになっていくでしょう。

問題は残りの2つです。「休ませる」、つまり休職はひとまず正しい判断であることが多いのですが、中小企業の場合、「配置転換」をして加害者と被害者の引き離しができない、つまり、規模が小さいために、完全にストレスから遠ざけるような対応を人事的に取りにくいことから、せっかく一度回復しても、再び同じ状況になってしまうリスクがあるわけです。

　したがって、そうした中小企業経営者、幹部社員の場合は、細かく配慮をしていく必要があります。意思決定のプロセスや指示の系統、直接的に組む人を変えるなど、工夫をしなければ、再発を招く確率が高くなってしまいます。

　お断りしておくと、大企業であれば「老害」が起こりにくいというわけでは決してありません。ただ、大企業では比較的メンタルヘルスの維持に対して予算も人材も確保しています。また過去に同様のケースを経験しているため、ある意味過重労働やパワハラなどと同様、「老害」の加害（と認識しているかどうかは別ですが）に対してもシステム的に、組織的に対処できる余裕とノウハウがあることが多いと考えられます。一方で中小企業では、こうした問題が発生した場合も、余裕がないため、片手間で対処しなければならなくなります。

　中小企業こそ、過重労働や各種のハラスメントを減らし、経営者や幹部の「老害」化を防ぐことが、実は成長に直結していると言えるでしょう。シンプルに考えれば、少人数、小規模だからこそ、みんなが楽しくまとまって働ける企業は魅力的だということでもあります。

社会全体で「老害脳」を克服するメリット

残念ながら、すでに戻れないレベルで脳が老化し、完全な「老害脳」と化してしまった人は、元に戻ることは難しいでしょう。自分が老化していると認識すること自体ができないのですから、そもそも本人に克服したいという考えが生まれず、周囲も対策の打ちようがありません。

一方で、自分の脳の老化を心配できている人たちや、まだ脳が老化する年齢ではないが「老害脳」の被害を受け、それをどうにかしたい、また、自分は同じようにはなりたくないと思っている人たちは、ともに「老害脳」化を遅らせるための努力をすることで、お互いのメリットを増やせるはずです。

互いの協力で社会全体の「老害脳」化を防ぐことこそ、日本が目指すべき未来であり、また日本でこそ効果が高いのではないかと思うのです。

その先に、人口減少の中でも世代間を超えて協力、協業していける道があるはずです。人口が減れば、社会全体としてできることが少なくなってきます。まして高齢者の数がさらに増えていく中で、経済活動に参加できない人の比率はどう考えても増える道しか見えません。その理由の一つが、まさに脳の老化であり、さらにその中で「老害」と化した人は現役世代の足を引っ張りかねません。

こうした足を引っ張り合う保守的で狭い組織内での「老害」の積み重ねは、結局、企業活動や政治を通して、今後の日本社会の成長を阻害するリスクとなるしかありません。

ではどんな社会になればいいのでしょうか。極端に言えば、たとえば60代となった私に対して、今年社会人になったばかりの若い方が、フランクに話しかけられるような社会です。私ももしそのままアメリカに居続けていたならば、最初にあいさつを交わしたあとは、40歳年が離れていようと、先生でもドクターでもなく、「トシ」とニックネームで呼ばれたいところです。

私の研究に好奇心を持ってくださったり、論文などに敬意を払ってくださることは大変光栄です。ただ、その対象はあくまで研究や論文なのであって、私という人間に対する無条件の賞賛ではありません。加藤は医師だから、博士だから、社長だから、年上だから……といって、自動的に、無意識に敬意を払うのは、実は交流を深めるきっかけを壊したり、本音を話し合う機会を失ったりしている残念な振る舞いだと思います。

そして、周囲からは大ベテラン、大先生と思われているような人だって、本当はもっとばかばかしい話をしたり、世代の違う人とのギャップを楽しんだり、自分の知らない範囲やジャンルの情報を仕入れたいと思っているかもしれません。これは若い方から見た場合も結局は同じことです。年齢を自分よりも重ねている人は、たまたま何十年か先に生まれただけの存在なのだと考えれば、そうした人々から経験や考え方を聞き、うまく取捨選択していくことで、恐らくその後の人生や活動のヒントとなり、生きる上でのさまざまなリスクを避けながら効率よく進むこともできるかもしれないのです。そして、何らかのピンチに陥ったときも、いろいろと助けてくれるかもしれません。その結果、わざわざリスクに直面せず、上手に回避することも可能でしょう。

せっかく縁があり、同じ社会や組織で交差する関係なのですから、年齢や肩書、経歴や実績などといったつまらないフィルターを外して、フラットな人間関係を作ろうという努力をお互いがしたほうが、結果としてその組織も、社会も豊かになれるのではないでしょうか。

年長者を敬うこと、肩書や経験を敬うことは、伝統的に大切な振る舞いだと考えられていますし、私もそれ自体に強く反対はしません。ただ、そのためにいつの間にか失っているものがあるという意識を、社会全体で共有できるといいでしょう。

世代を超えた交流が「老害脳」化を防ぐ

私にも、未熟な自分を導いてくれた、尊敬できる先輩たちがいます。もうかなりの高齢になられ、引退をされた方も少なくありません。他界された方もいらっしゃいます。

私のような、我が道を歩いてきたような人間であっても、自分が年を重ね、年下の方たちばかりと仕事をするようになったことに、多少のさびしさ、不安感を持たないわけではないのです。もちろん、若い方たちと一緒に仕事をすること自体はとても楽しいのですが、あえて言うなら責任感のようなものを見いだしてしまうのです。

それと比較すれば、尊敬できる先人がいた頃は、言葉を選ばずに言えば、とても楽でした。プレッシャーを感じることもなく、何かあれば彼らが教え、注意してくれて、ときにはサポートさえしてくれるので、安心だったわけです。

しかし、この経験は単に楽だったというだけではありません。世代を越えた交流は、「老害脳」化を防ぐ要素となります。

若い方たちの話に出てくる流行の話題や新しい概念などを知らず、見当すらつかないときに、「それって何?」「すごく面白そうだね」と子どものような顔をして食いつけるのか、自分の不安さや自信のなさを隠すために、「仕事に関係のないくだらない話は止めろ」「そんな話はどうでもいい」と不機嫌そうに怒鳴るのかで、その場の価値も、若い人たちの力も、そして自分自身の老化も大きく違ってくるはずです。

世代も個人も超えて、自由な発想が飛び交い、ともに力を合わせて働ける場所を作るか、それとも邪魔をし、ぶち壊すのか。私のような世代が、もしも生き生きとしていたい、成長していたいと思うのなら、若い世代との交流を積極的に行うべきです。そうすることで、多くの若い人たちの活躍にもつながり、社会が活性化するのではないかと思います。

脳科学の研究者としての見方を付け加えると、これは異なる脳個性同士の相互作用をできるだけたくさん起こそうとするための努力でもあります。

一つ一つが異なる脳は、互いがつながり、違いを認識することで成長します。あるいは、一人で生きているよりも、社会でいろいろな人と生きているほうが成長力は高いのです。これは、経済や社会が分業で成り立っていることでも明白です。

ならば、「老害」の最大の悪は、その相互作用を断ち切ってしまうことに他なりません。いろいろな他の脳との交流のルートを遮断してしまうわけです。

私自身も、私の脳が他人と交流することで、どのような作用を生み出しているのかを完全に把握できているわけではありません。少なくとも、まだ破壊する側には回っていないと信じたいところです。

そして、今でも他の方から私の活動に対して評価や感想、温かいお言葉やときには批判をいただき、そのこと自体がとても刺激になることが少なくありません。自分の行動、つまり脳の動きの結果として現れた行動が、他人からはどのように評価されていたのかを知ることが、とても楽しいのです。

こうした脳と脳の交流を、できるだけ濃密に、できるだけ長く保てるように、この本がそのきっかけになってくれればとてもうれしく思います。

脳番地カクテルの異なる人たちと関わり合うことが突破のカギ

コミュニケーションの方法やアウトプットに、少しずつ「老害」の味わいが混ざり始めている上司がいたとしましょう。「最近の若い連中は……」「オレの頃は……」というフレーズが、だんだんと増え、ループし始める状況です。

この時点で被害を受けないよう、用心深く距離を取り、あるいは逃げることも重要な作戦の一つです。

ただ、それだけでは少しもったいない部分もあると思うのです。

この段階では、「加害者」化しつつある人も100％「老害脳」化しているわけではないと思います。というより、全体の10％でも「老害」を感じさせるような話が混ざってくれば、多くの人は違和感や警戒感、拒否感を持つでしょう。ただそのせいで、残り90％の

「まともな話」「使える情報」「学ぶべき知見や経験」を全て捨ててしまってもいいのか、という観点からも検証してみる必要があると思います。言い方を変えれば、多くの人から見向きもされなくなった90％の有用な要素をうまく活用できれば、自分自身の学びにもなるし、成長や競争力の源にもできる、ということになるわけです。

「老害」の直接的被害を避けるための方法は第5章で詳しく紹介しますが、これらの方法をうまく使いこなせるようになれば、さまざまな背景や経験、いろいろな人生を背負っている年長者たちの能力と自分を接続できるようになります。さらには、「老害脳」の傾向が見られる彼らとうまく付き合い、自分の味方にすることさえできると思います。先に少し少し紹介した「利用する」タイプの誠実な形だとも言えるでしょう。

私の研究や臨床経験から述べますと、人の脳にはその数だけ脳の使い方のバリエーションが存在しています。脳には「脳番地」という脳の機能ごとにそれぞれまとまった場所があることは次の章で詳しく説明しますが、その脳番地の使い方にはさまざまな組み合わせがあります。これを私は**「脳番地カクテル」**と呼んでいるのですが、まさにカクテルの味は人の数だけ存在しているのです。

ということは、同じ時代を生き、同じような仕事をして、同じ情報の入力を経ていたとしても、各人の脳が処理するタイプは実にいろいろあって、自分の組み合わせにもクセがあり、また他人にも、自分には思いもつかない組み合わせが存在します。それが発想の違いになって現れてくるわけです。

もっとも、独特な脳番地カクテルを持つ人が独裁者にでもなったら、周囲は大迷惑でしょう。理解が難しく発想も読めない人が、権力を独占して決して逆らえない命令を下してくる……そう考えるだけでも、ひどくストレスを感じてしまいますよね。

一方で私たちは幸いにも民主的な社会を生き、それぞれの意見は一通り尊重される立場にあります。だからこそ、**いろいろな脳番地カクテルを持っている人が集まり、その差を探りながら、ベターな方法を見つけられる組織が強いのです。**これは、できるだけ自由な発想をする人が多いほど強みを発揮します。

私自身は脳内科医として、患者の脳を分析し、その個性の比較をしながら診断と治療を続けています。一人ひとりの個性がさまざまな組織や社会で異なることを尊重することは、「老害脳」化への予防になると考えるのです。

「老害脳」に接したとき、人が取り得る手段とは？

私たちはそれぞれ、基本的に一人の人間です。社会的な存在でもありますが、基本的には一人で自らの行動を考え、律しながら日々を生きていることは疑いようがありません。どんな人生を歩み、どんなものに価値を認め、何を無駄なものと考えるか。そして、それぞれの判断に責任を負いながら人生を送っています。

つまり、自分の考えは自分のために使っているわけです。社会や周囲に合わせるよりも自分のやり方で判断して行動したほうが自分の価値を発揮しやすい、とも言えます。

人と同じような道を進むよりも、誰もやったことのない方向に進んだほうが価値は高く、社会に還元、貢献できる度合いを高められる、というわけです。

ただし、「老害」と呼ばれる人たちが社会に存在する以上、どちらの道に進んでも攻撃は受けるでしょう。人と同じ道を進み、世の中は結局大同小異だと捉え、目立たないとしてもはずれのない方向を選ぶなら、現在の日本社会では、権力を持っている「老害」たちの影響をある程度は甘んじて受けなければいけないかもしれません。彼らに服従することで、既存の価値観の中でポジションを上げていくことが許されるからです。

一方で、鶏口牛後、他人の視線や批判をものともせず、自分で考えて我が道をどんどん進んでいく人生の場合でも、やはり「老害」の攻撃は避けられないでしょう。

なぜなら、それは「老害」と化してしまった人たちの権力構造を否定的に捉え、ときとして真っ正面から挑戦を挑む行為だと思われかねないからです。それは、今権力を持っている「老害」の人々にとっては、脅威となってしまいます。

少し、一般化を試みましょう。人は「老害」の攻撃に直面したとき、いくつかの取り得る手段があります。第3、4章で詳しく説明しますが、「老害脳」は9つのタイプに分類することができ、それぞれのタイプに対して対策を講じることで、防衛することが可能です。

たとえば、

・できるだけ傷つかないように身を守る
・自分の状況を冷静に把握し、客観視する
・相手の行動を理解し、効果的に対応する
・そのコミュニティーを離脱する

など、詳細は第5章で説明します。

個人的には、いったんは緊急避難的に身を守ることもよいのですが、態勢を立て直せたら、ぜひ立ち向かい、自分の道を生きることを強くおすすめします。そして、中年期のジレンマには注意しつつ、自らの道を進む人が増えれば増えるほど、結果として世の中の「老害」が減っていく方向に向かえるのではないかと思います。

第3章
あなたはもう「老害脳」の兆候が出ている！

[老害進行度チェックテスト]

当てはまるものにチェックを入れてみましょう。

1	□	人の話を聞くより、 自分の話をする方が多いと感じることがある。
2	□	自分の成功体験を 年下に押しつけがちになる。
3	□	AIやデジタルツールなど 最新の技術を使うことに抵抗を感じる。
4	□	新しい音楽や映画を楽しむことが 少なくなっている。
5	□	最近のニュースやトレンドに 関心を持たなくなってきた。
6	□	自分と異なる意見を言う人に対して ついイラっときたり、反発しそうになる。
7	□	人にものを伝える時、口調がきつくなったり、 汚くなったりすることがある。
8	□	年下と会話していて、 ジェネレーションギャップを強く感じることがある。
9	□	自分の外見への関心が薄れ、 洋服や美容ケアなどの支出が減っている。
10	□	新しいことを始めようとするのが おっくうに感じる。

結果は左ページへ

診断結果

1〜2個　**若々しい脳の持主です！**
でも油断は大敵。

まだまだ若々しい脳を持っています。
この調子で柔軟性を保ちましょう。けれど、油断は禁物です。
新しいことに挑戦するなどして、さらに視野を広げていきましょう。

3〜5個　**老害プレステージ**
「老害」の影が忍び寄っているかも？

少しずつ「老害」の影が見え始めています。
改善のために、週に一度は新しいことを始めてみましょう。
例えば、新しい趣味やスポーツに挑戦してみてください。

6〜8個　**老害脳ステージ（初期）**
「老害」の兆候が認められます。

「老害」の兆候が見られます。
周囲の意見を積極的に取り入れ、変化を楽しむ心を持ちましょう。
色々な世代と積極的に交流し、多角的な視点を学ぶことが大切です。

9個以上　**老害脳ステージ（中期）**
「老害」を周囲にも与えている可能性あり！

「老害」の進行が心配されます。
日常生活での小さな変化から始めてみてください。
例えば、毎日一つ新しいことを学ぶ、軽い運動を取り入れるなど、
柔軟な脳を取り戻すための行動を心がけましょう。

「老害脳」化の詳しい予防策については、第４章で紹介します。

脳番地から見た9つの「老害脳」タイプ

本章では、いよいよ脳科学の視点から、人が「老害脳」になっていく仕組みを説明していきましょう。

その前にまず、「老害脳」とは具体的にどんな特徴を持つ脳なのか、類型を立ててみたいと思います。

最初に説明したように、「老害」という言葉に正式な定義はありません。しかし、年上の人が自分の地位を利用して若い人の自由な活動に制限をかけるような行動を取ることを一般に「老害」と呼びます。

まずは、一般的なエピソードや事例を参考にしながら、「老害」の特徴について、大まかに次のような分類を試みました。多少の重複はあるかもしれませんが、大体このような分かれ方になるでしょう。

「老害」の特徴9つ

特徴①　知らないものや新しいものに、否定的・消極的
特徴②　感情的で怒りっぽい
特徴③　自分の考えが正しいと信じて疑わない
特徴④　(聞いてもいないのに) 昔話や自慢話が多い
特徴⑤　文句・小言が多い、クレーマー
特徴⑥　(聞いてもいないのに) 説教やアドバイスをしてくる
特徴⑦　偉そう、下の人は見下しているのに目上の人になると態度が変わる
特徴⑧　保守的、見て見ぬふり、何もしない
特徴⑨　……以上のようなことに自覚がない

ここまで挙げてみて、私は最初「なるほど、そうか」と合点しました。というのも、ここで列挙した「老害」の特徴は、私がさまざまなところで述べている「脳番地」と併せて理解することで、大部分がスッキリと説明がつくからです。

脳には**「脳番地」**というものが存在します。

脳の中には、いろいろな役割を持つ部分が集まっていて、それらは大きく8つのエリアに分けることができます。この、それぞれのエリア、場所を「脳番地」と呼んでいるわけです（左ページの図1参照）。

［図1］８つの脳番地の位置

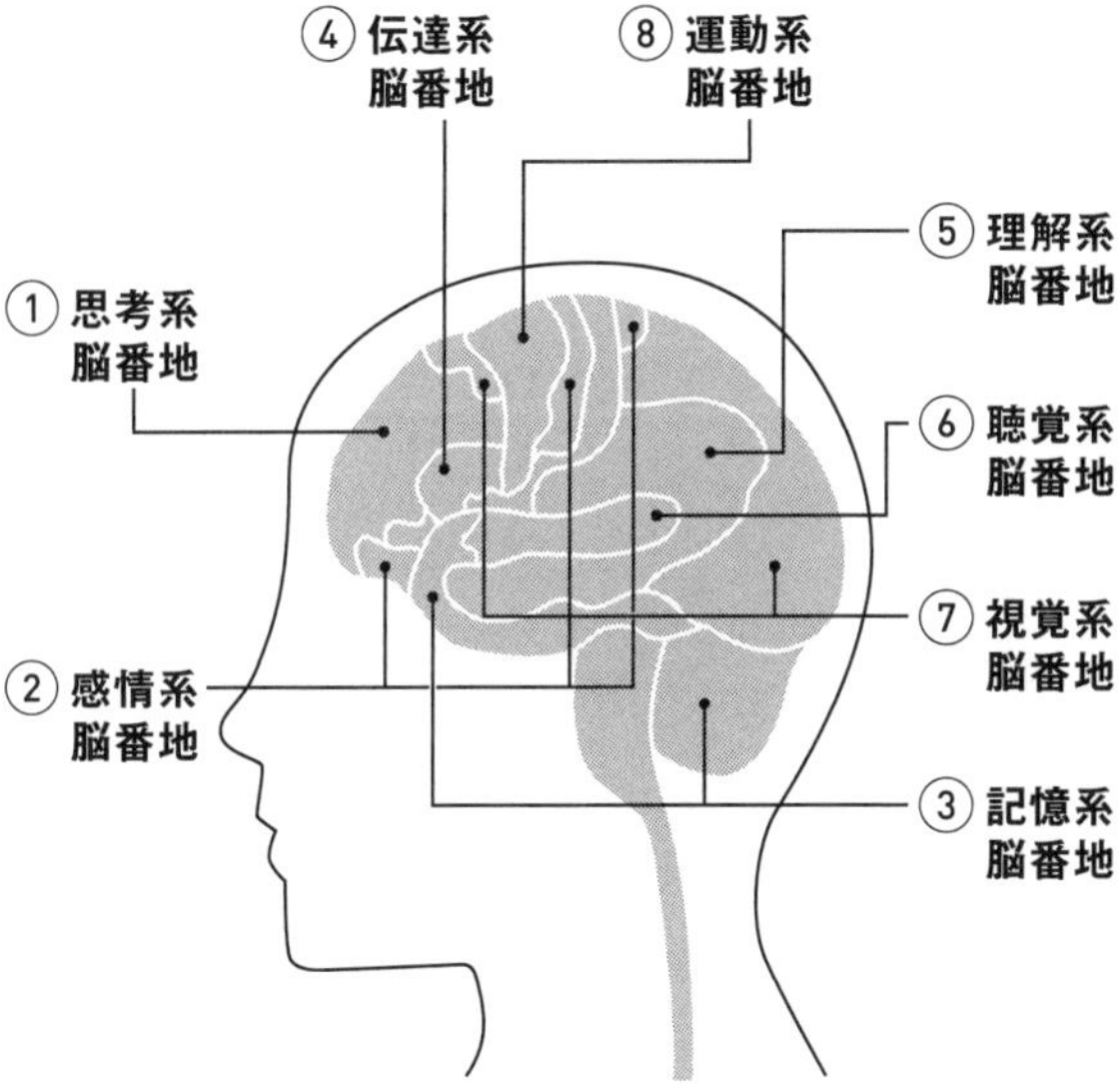

こちらは脳を横から見た断面図です。
実際には、右脳と左脳のそれぞれに、
図のような脳番地が左右対称に配置されています。

ここではまず、8つの脳番地の働きを、簡単に説明していきます。その後で、「老害」の特徴が、どの脳番地と関連しているのか、それぞれ見ていきましょう。

まず、8つの脳番地とは……

(1) 思考系脳番地

物事を深く考えるだけでなく、やる気を出したり、アイデアを考えたり、集中したり、判断したり、計算したりするなど、高度な思考機能を司る場所です。また、他の脳番地を動かす「司令塔」のような役割もします。右脳はやる気を生み出します。左脳は言葉で考えることに関与し、より具体的な思考を生み出します。

(2) 感情系脳番地

感情を司る場所です。左脳は、主に、自分の感情を作る場所で、喜怒哀楽や好き嫌いの感情を生み出します。右脳は、主に、他人の感情を感じる場所で、場の空気を感じたり、他人の感情を読み取り、理解したりする場所です。記憶系脳番地との関係が深く、強い感情は深く記憶に残ります。

（3）記憶系脳番地

記憶の形成・集積を担う場所です。記憶中枢は、左脳と右脳それぞれの側頭葉の内側にある2つの「海馬」とその周囲の領域を中心に、情報を記憶として定着させ、また、蓄積した記憶を引き出す働きもします。言語記憶には主に左脳の海馬が関与して、イメージ記憶には主に右脳の海馬が関与しています。海馬は短期記憶にも関与しており、思考系脳番地や感情系脳番地とのつながりが強いです。また、海馬は低酸素に弱く、傷つきやすいため、ストレスを受けやすい器官でもあります。

（4）伝達系脳番地

意思疎通を司る場所です。人とのつながりにおいて、左脳では、自分の気持ちや考えを言葉で伝え、右脳は、言葉以外で表現する（ジェスチャーする、絵や図を描く、写真・動画などを撮る、など）際にも働きます。

（5）理解系脳番地

目や耳で見聞きした情報を集め、内容を理解するための場所です。注意力の中枢と考えられ、好奇心が旺盛な人は、この脳番地が活発に動いています。左脳は、主に言葉の理解力に関係し、右脳は、イメージやものなどの非言語の理解力に関係します。

（6）聴覚系脳番地

音や言葉を「情報」に変えてインプットするための場所です。耳自体が健康でも、ここが衰えると、「音としては聞こえるが何を言っているのか理解できない」状態になります。右脳は、環境音や人の声など、外部の音により関与しています。左脳は、自分自身の声や脳内言語と呼ばれる、声に出さなくても声と認知するものに主に関与しています。

（7）視覚系脳番地

目から入ってくる情報を脳にインプットする場所です。それが文字なのか、図形なのかといったことや、色や光の具合などを判別します。動体視力や「見比べ」を司る役割も果たしています。右脳は、イメージやものなどの視覚的認知に関与し、左脳は、文字などの言語的認知に関与します。ただし、漢字の認知は左脳、右脳の両方に関与しています。

(8) 運動系脳番地

手足や身体をスムーズに動かすための場所です。実際に動かすかどうかにかかわらず、いつどう動かすか、どこをどのように動かすかなど運動企画（身体の動かし方を計画する部分）にも関わり、イメージしただけでも働いています。左脳は右半身、右脳は左半身の動きを担当します。ただし、目や口といった、顔面の動きは左右の脳でコントロールされています。

以上になります。

続いて、先ほど挙げた「老害」の特徴と、8つの脳番地がどのように関係しているのかについて、該当する「老害」的な行動の具体例と併せて見ていきましょう。

老害脳タイプ① 思考系タイプ：知らないものや新しいものに、否定的・消極的（＝思考系脳番地が衰え、好奇心が乏しくなっている状態）

ある意味とてもわかりやすい、言うならば「老け反応」と解釈できるでしょう。

脳は、100%知っている情報や知識だけで話していると気持ちよく、また安心できます。ところが、そこに知らない情報や知識が混ざると、不安が芽生え、自己肯定感は削られていきます。したがって、知らないものをできるだけ受け入れないようにし、その価値を否定するほうが、「これまでの自分」という存在を守れることになるのです。

ただ、記憶系脳番地が少しは機能しているうちは、新しい情報や知識をそれなりにうまく取り入れていくことが可能です。伝達系、理解系脳番地もそれなりに働き、外から見ればそれは「一時的な安定」ということになります。

反面、**思考系が衰えていくと、好奇心が乏しくなり、そもそも知らないものや、新しいものを受け入れられなくなる**ため、その前提で自分の自己肯定感を守っていくことになるわけです。したがって、知らない情報や知識を出してくる相手は邪魔で、自分の存在価値を下げにくる存在ですから、敵対、反目することになります。もっと現実的な言い方をするなら、自分の動機は「一時的な安定」の現状維持です。変化を望むそうした人をそのままにしておくと自分のバリューが下がって危険なのです。

組織、あるいは業界ごとに、こうした「変化したい」と「変化したくない」の対立現象があるのではないかと思います。新しい方法やアイデアを出す他者に対して、既存のやり方で対抗する人の本音は、**自分の自己肯定感と既得権を守りたい**ということです。

これは、進歩著しい医学の世界においても、残念ながら同様の振る舞いをする人が後を絶ちません。

常識的に考えれば、変化の早い現代、新しいことに否定的で消極的な人が、新たな価値を作ることは難しく、そのような人が生き残り続けている組織は衰退を免れないでしょう。

このような組織に属してしまった人は、くれぐれもその組織の文化や上司の「常識」に引っ張られないようにしなければなりません。なぜなら、第1章でも述べた通り、組織の中における振る舞いは、伝染していくからです。上司が成長を否定するから、企業文化がぬるま湯だから……といって、自分もそれに合わせてしまわないように注意が必要です。

老害脳タイプ②　感情系タイプ：感情的で怒りっぽい（＝感情系脳番地が衰え、感情をコントロールできない状態）

感情系脳番地は、脳の中でも、前頭葉・側頭葉・頭頂葉のそれぞれに位置しています。そのため、思考系・記憶系・聴覚系・理解系など、周辺の他の脳番地の影響を受けやすく、それによって、感情自体も影響を受けやすいという仕組みがあります。

感情系脳番地が柔軟に反応しないと、感情がうまく制御できなくなり、怒りっぽくなったり、すぐイライラしてしまい、感情をまき散らすタイプの「老害」を引き起こします。また、感情系脳番地以外の周辺の脳番地がうまく働かなくなっても、容易に感情は乱れ、同じような「老害」につながります。

ここではまず、感情系脳番地の問題で感情的になったり、怒りが湧いてきたりしそうな状況を考えてみましょう。

左脳と右脳に分かれている感情系脳番地の役割を考えると、単純に、他人の気持ちを右脳で受け取ることができず、左脳で生成された自分の気持ちとは違うという状況が生まれれば、人は容易に怒りやすくなります。ですから、怒っている人は、相手の感情に怒っているわけでなく、相手の感情を受け取ることができないまま怒っていることを、怒られる側は念頭におくと良いでしょう。

怒られる側は、自分の意見や気持ちを聞き入れてもらえないまま頭ごなしに怒られ続けるわけで、自分の感情に他人の感情が侵入し、抑制され続けることになりますから、それによって、活力が奪われ、精神面での健康状態は、ほぼ間違いなく悪くなります。

怒られる側は、思考系や伝達系の脳番地の働きが抑制されるため、会話にならないばかりか、言葉を使った思考力や伝達力が低下して言語能力も抑制され、言葉が出にくくなります。さらに、怒られる抑圧が感情系脳番地に及べば、自分の感情を止めざるを得なくなり、どうしたらいいかわからなくなって、考える力も奪われてしまいます。

その上、会社の上司・部下の関係のように、その状況から抜け出す方法がなく、日々反復するケースでは、やがて思考自体が働かなくなり、うつ病の温床になりやすく、極めて危険と言えるでしょう。第1章の「恒常的に「老害」を受け続けているとどうなるのか?」につながる内容です。

このように、相手を黙らせてしまう「老害」行動は、**相手の脳番地を感情系だけでなく、**

複数抑圧していくため、「老害」の中でも最も罪深いと考えられます。

「お前は頭も感情も働かせるな、黙って言うことを聞け」ということは、つまり加害者側の感情を吐露することで、相手を抑圧しているからです。

怒りやすい人の「老害脳」の中では、かなり決まり切った形での「かくあるべし」というタイプが確立、あるいは固着してしまっていると考えられます。このタイプにはまっている場合は、相手の感情を右脳で理解しようという状況からはかけ離れてしまっている可能性があります。そして、自分のドグマと言えるタイプから外れることを許さないため、そのタイプと違う存在に対しては抵抗します。まして、それが会社などで下の立場の相手であれば、一方的に、思い通りに押しつけます。

同時に、いわゆる「独裁」や「恐怖政治」は、ある種この仕組みを巧みに利用しています。自分の感情を表に出すことで下にいる人たちの感情を抑え、恐怖を与えつつ、指示通りに動かそうとする行為だからです。この場合、独裁者側は、右脳で他人感情に配慮することなく、左脳の自己感情をプロパガンダすることに専念します。支配される側は、左脳の感情系で自己感情を生成することや、そもそも我に返って自分の気持ちを確認しないようにコントロールされます。そして、その一方で、右脳の感情系で受け取った感情を、自己感情だと思い込まされることになります。

こうなると「老害」とは少し違うかもしれませんが、いずれにしても被害を受ける側は強く疲弊します。最も対策を急がなければいけないタイプの「脳害脳」です。

老害脳タイプ③　記憶系タイプ：自分の考えが正しいと信じて疑わない（＝記憶系脳番地が衰え、長期記憶だけに頼っている状態）

自分の考えを正しいと信じるあまり、他人の考えを受け入れられず、抵抗してきたり、一方的に否定したりする……というのがこのタイプです。「老害」を受ける側の立場で考えてみると、想像するだけで嫌な気分になってしまいます。相手との関わりを絶てるならいいのでしょうが、会社など逃げられない状況では、気持ちが折れそうになってもおかしくありません。

一方、脳科学の視点から「老害」側を推察すると、頑固になってしまう理由として、記憶系の機能低下と長期記憶への強いこだわりが関係していると考えられます。頑固脳になる主な原因を2つ挙げましょう。

まず、頑固脳になる主な原因の一つめは、長期記憶に依存しすぎて新しい情報を取り入れる柔軟性が失われることです。

加齢に伴って経験値が蓄積されていくのは誰でも同じです。経験値の蓄積とは、自分の経験が、脳の一部となり長期記憶に保存された結果、それが次第に「倫理観」のようなものと結びつきやすいことです。脳の一部になれば、自分の脳が生成した結果ですから、自分の脳が生み出した結果を正しいと考えることは普通の成り行きです。

問題を起こしているのは、保存された長期記憶そのものではなく、**その長期記憶を取り出して、今の時代、その場の状況に適応できていない**点です。

経験を長く保持している長期記憶に対して、その場の状況に対応するには、記憶系脳番地の海馬が関与している短記記憶と呼ばれるワーキングメモリ（作業記憶）の使い方が必要になります。ワーキングメモリは、海馬の他、思考系や理解系の脳番地を同時に使って情報処理をします。この情報処理の際に、長期記憶へアクセスして、最新の情報と対比したり、合体させて結論を導く必要があります。

過去の中だけに、いわば長期記憶の中だけに生き始めると、年齢に関係なく、「頑固者」の性格になってしまうのです。

脳科学的視点からすると、「老害脳」は、長期記憶とワーキングメモリの使い方に左右されることが分かります。

皆さんにも自覚できる経験があるのではないでしょうか。新入社員の頃は、とにかく多くの情報を精一杯記憶していたが、慣れてくると新しいことを覚える必要がなくなる。そして、その分、難しそうな案件でも、過去の経験に基づいて「こうしたらいいかも」などとアイデアが頭に浮かんできます。これは、習ったことが長期記憶として定着し、ワーキングメモリを使って、その場の案件を処理できるようになったためなのです。

ところが、入社10年を過ぎる頃には、かつてと比べ、そこに蓄積された情報の正しさ、特に正確性よりも倫理、人としてのあるべき道とでも呼ぶべきことにもこだわるようになります。こうなると、長期記憶が優位に立ち、後輩の未熟性に強く苛立ちを感じることも出てきます。これが、「老害脳」思考の始まりなのです。

この「老害脳」思考は、ここから善にも悪にも変われるのです。

実際に、ビジネスの上手なやり方を蓄積していくと、するべきビジネスと、たとえ利益が得られても手を出すべきではないビジネスがわかる、といった感覚は、長期記憶のおかげです。

悪になるかならないかの分かれ道は、「自分でそう考えていること、自分が長い人生をかけて得た倫理」を、そのまま過剰に他人にあてはめてしまうかどうかです。自らの倫理観が正しい、他は全て間違いと思うと、他人の目には頑固でこだわりがひときわ強く、面倒で迷惑な人に映るでしょう。自ら得た倫理観は大切にしつつ、他人の倫理観と相対化できるかがポイントになります。

もう一つの頑固脳の原因は、記憶系に蓄積されている情報がすでに古くなっているにもかかわらず、本人が気づいていないため、他者との間に軋轢が生じてしまうことです。世の中の常識やマナーは移り変わっていきますが、古い記憶に基づいた考え方にこだわり、相手に自身の常識を一方的に押しつけてしまうと、はた目には「老害」に映ってしまうでしょう。このことは、医療分野にいる私には切実です。たとえば、30年前の医学生が習ったことと、現代の医学生の授業内容では、知識の質、量ともに雲泥の差があります。ですから、あくまで最前線の医療の中に少しでも身をおかなければ、「老害」とすら思われず無視されるのが関の山なのです。

老害脳タイプ④　伝達系タイプ：（聞いてもいないのに）昔話や自慢話が多い（＝伝達系脳番地が衰え、長期記憶を一方的に吐き出している状態）

「聞いてもいないのに、昔話や自慢話が多い」は職場の先輩・後輩関係などさまざまなシチュエーションでよくいるタイプではないでしょうか？

聞いてもいないのに、毎回同じ話ばかりで、話している側は気分が良いのですが、聞いている側からすればうんざりしてしまいます。

思い出してみると、お酒が入ったときの私の父がまさにこのタイプでした。30代の頃から同じような自慢話を事あるごとに繰り返していました。冷静によく聞けば、少しは役立つこともあるかもしれないと思うのですが、子どもだった当時の私は飽き飽きして聞き流していたことを覚えています。

私の父のような人はなぜ、昔話、自慢話が多いのか。これはシンプルに自分で自分を鼓舞して**自己肯定感を得るため**だと考えられます。

彼らの立場になってみれば、自分自身の生きている感覚を正しいと、自分で思いたい、再確認したい、自分の生き方を擁護したい……このような思いです。

その裏側には当然、自分自身はこのまま生きていていいのか、自分は正しいのか、疑問や不安が拭えない状況も少なからずあると思います。しかし、自分で自分が正しいと思える話が一番、勇気が出て、前向きに脳が働くことも事実です。

同じエピソードの昔話や自慢話を繰り返してしまうのは、結局その人にとって「説得力がある」と自分自身で自信を持てる話、十八番のエピソードが成功体験の長期記憶として定着しているからに他なりません。いわゆるエピソード記憶として強く脳に刻まれているからこそ、何かきっかけがあればその話に結びつけ、あるいは知らないうちに結びつけられて、延々繰り返してしまうわけです。

一方、長期記憶に基づく自己肯定感を得ることとは全く別な場合もあります。記憶系脳番地の衰えが加わるとこれも典型的なシチュエーションになります。

たとえば、お酒の席でいつも同じ自慢話やお説教を繰り返す人は、アルコールによってワーキングメモリ機能が低下することで、長期記憶だけに依存してしまうわけです。つまり、アルコールが抜ければ再びワーキングメモリが復活します。

ただし、認知症の兆候が出ている場合には、ワーキングメモリが回復しにくいために、口から長期記憶がだだ漏れになります。この場合にはただ、「老害」をする側は、新しい情報を受け入れられず、当然新しい経験やエピソードも枯渇しているため、どうしようもないのです。

老害脳タイプ⑤　理解系タイプ：文句・小言が多い、クレーマー（＝理解系脳番地の限定的な使い方、または注意の限定が起こっている）

理解系脳番地には、物事や言葉を複合して解釈する役割があります。そのため、理解系脳番地の働きが弱くなると、他人との理解のズレが生じ、トラブルが起こりやすくなります。また、理解系脳番地は、注意力のコントロールに深く関わっていると考えられています。注意力には、複数のことに同時に注意を向けるマルチタスクや注意を一つに絞ることで集中力を上げるシングルタスクなどがあります。それらのコントロールがうまくできなくなるため、理解系脳番地が柔軟に働かなくなると、過剰に細かなことに執着したり、一度注目すると他のことに注意を移せなくなります。

「文句・小言が多く、いじわるなクレーマー」タイプの人は、注意力の有無の観点から考えてみるとよさそうです。

たとえば、会社などだけでなく、お店で店員に対して行う「老害」行為もかなり多いと考えられます。むしろ、はっきりと「老害」と認識されないことが多いのもこのタイプかもしれません。

何かと揚げ足を取って文句を言ったり小言をたれたりする。あるいは、些細なミスや、自分が気に入らなかったタイミングを見逃さずに文句やクレームをつける、いわゆる「クレーマー」です。

このタイプは、いくつかの違ったパターンが考えられます。

まず、「老害」側には悪意がなく、いわゆる「ちょっかいを出したい」「自分を気にかけてほしい」などという理由で、やたらと絡んでくる場合。10代同士の恋愛ごっこならよくある話ですが、20歳、30歳と年齢差がある、しかも個人的な関係でもない相手から「ちょっかい」をかけられたら、受け取る側が「老害」だと考えても不思議ではありません。

こうしたすれ違いが起きる理由として、同じシチュエーションに対する互いの理解系脳番地の働きが異なり、相手には雑談が文句に、ちょっかいが小言に見えてしまうことが考えられます。

逆に、小言をちょっかいに変換して、「もしかしてこの人、かまってほしいのか？」と考えて、いったんそのように対応してみたら案外素直に喜ぶ場合は、テクニック次第で反対に「老害」がコントロールしやすい相手になるかもしれません。「いったん構ってあげるから、代わりにこちらの言うことも聞いてほしい」という取引が成立し得るからです。

また、偶然入った店や電話応対で、従業員など反論されにくい相手に、機会を捉えて高圧的な態度を取りたがる人は、相手の状況を理解できない自分がいて、先行して「自己防衛反応」が出ていると考えられます。

極端な話をすれば、注目を引きたくて犯罪を繰り返すような人や、最近で言えばＹｏｕＴｕｂｅｒなどにひどいコメントや殺害予告メールを送るような人と同じです。

被害を受けた側は思考系と感情系の脳番地を傷つけられ、やる気が失せて、意欲が上がらなくなってしまいます。

ただ、電話応対などはすでに社会を支える大きなビジネスになっていますし、そこで働くオペレーターたちを守り、事業を効率的に進めるため、クレーマーをいかに防ぎ、落ち着かせるかについては多くの研究が行われています。私もカスハラ（カスタマーハラスメント）を脳科学的に考える論文を発表したことがあります。

この場合、怒ってくる人が「怒れない状況」を生み出すことが最高の対策です。

その一歩目は、決してクレームに言い返さず、相手に言わせ放題にしておくこと。絡んでくる相手に決して絡み返そうとせず、十分に理解できる時間を確保することから始まります。すると「老害」側は「自己防衛反応」をする必要がなくなり、理解できなかったピースが見つかり次第、満たされて落ち着くわけです。この「理解できなかったピース」とは実際は何なのかを、受け手側が探ることも必要です。

もっとも、加害者が偶然やってきた、1回きりの客であれば、そこまで被害者側もショックが長引くことは多くありません。

最初は、「老害」に驚きますが、やがて複数の「老害」タイプにも気づけるようになり、クレームのタイプ化ができると、それほど強いストレスにはならなくなります。ただ、同じ職場で反復される場合は全く別です。メンタルヘルスを害するリスクが高くなってしまいます。

老害脳タイプ⑥　聴覚系タイプ：（聞いてもいないのに）説教やアドバイスをしてくる（＝聴覚系脳番地が衰え、相手の話が聞けていない状態）

これもまた、よくあるタイプです。やたらと「ああした方がいい」「オレはこう思う」

といったアドバイス調の長々した話に持ち込みたがるなど、シチュエーションにそぐわないコミュニケーションを試みてしまうのは、話し方の問題なので、一見、伝達系脳番地にトラブルが起こっていると考えるかもしれません。しかし、MRIを使った脳相診断をしているとよくわかるのですが、相手と適切に会話ができる人は、脳の聞く力と脳の話す力の両方が発達している必要があります。「聞かれていないのに、説教やアドバイスが多い」のは、脳の話す力には問題がないけれども、相手の話を聞いてから話していないのです。

つまり、**伝達系脳番地よりも聴覚系脳番地に問題があります。**

特に、普段は関係が薄いのに、たとえば他部署の人や、ほとんど初めて会話を交わすような人が、いきなり説教やアドバイスを始めるのは、もちろん聴覚系の問題だけでなく、相手を見ていなかったり、相手の感情を察していない場合も考えられます。

一方で、思考系脳番地が強すぎて、この本の冒頭でも述べたように、年齢を重ねた今、機会があれば誰かの役に立ちたい、自分の知見を教えてあげたい……という、割と純粋な気持ちからの発露だったりもします。

問題は、それが適切なシチュエーションで使われていないことです。そぐわない場所で急にお説教をされ、聞いてもいないのにアドバイスをされたら、確かに「老害」と認定されても仕方ありません。ただ「老害」側には、案外純粋な気持ちの人も多いのです。

私たちは誰でも、自分の好きな話をしていたり、気の置けない仲間と楽しい話をしていたりすれば、時間があっという間に過ぎると感じます。特に後者の場合、同じ語彙を持っているので、お互いに聞きやすい脳の状態です。

ところが、私も自分の子どもや、さらに年齢の若い患者さんに接していますが、ときどき固有名詞など、話している単語がうまく理解できずに、「聴覚系脳番地がおかしくなったのか？」と自分を疑いたくなることがあります。私はこれでも、まだ最新の情報やニュース、流行に気を配っている（そうしないと患者とコミュニケーションができなくなるため）ほうなのにもかかわらずです。私たちは、自分がしっかり聞けているかを常に意識する必要があります。視覚の問題は、目の前が暗くなれば気がつきやすいものです。**聴覚の問題は実際に聞いていなくとも、聞いたつもりになっていることが多いのです。**

興味のある話は、時間が短く感じます。反対に、興味のない話を聞かなければいけない時間は、ただただ長く感じます。さらに、聞きたくもない説教やアドバイスでも、「老害」側は気持ちよく話しているので、まだまだ話したりないと感じていたりもするわけです。脳は、話している最中に、記憶系脳番地もうまく働かなければ、時間を意識してコントロールすることができなくなるのです。

それだけでなく、「老害」を受けた側の年齢によっても、受けたときのインパクトが変わってくることがあります。

人間は一般的に若い頃の経験のほうが強く記憶に刻まれる仕組みになっていますので、同じような経験でも、10代、20代で経験した場合と、50代、60代で経験した場合では、記憶に及ぼすインパクトはまるで違います。聞きたくもない説教でも、同じことです。60代加害者が50代被害者にした場合では、おそらく50代被害者はそもそも強く記憶に残りにくいため、聞き流せます。しかし被害者が20代だと、よくも悪くも強い記憶として残ってしまうのです。

また、このタイプでは、「老害」の受け手側（話を聞く側）には、話を聞くための準備がまったくなされていません。聞きたくないのだから当たり前なのですが、ここにも大きなギャップがあります。急に付け焼き刃で聴覚系を働かさなければならなくなるのですが、その結果が「知っていることばかり」だったとすると、途端に相手に嫌気が差してきます。

老害脳タイプ⑦　視覚系タイプ：偉そう、下の人は見下しているのに目上の人になると態度が変わる（＝視覚系脳番地が衰え、認知のゆがみが起こっている状態）

このタイプは、私も若い頃、若い研究者や学生を見下す「先生」たちを少なからず見てきましたし、社会にも、社会的地位や出身校を比べては人を見下し、横柄な態度をとるものの、自分より上手と見なした途端に丁寧に接する人はたくさんいるのでしょう。

このように、**事前の知識が、視覚系の認知バイアスをかけている**ことが少なくありません。

たとえば、「あの人は悪人だが有名人だから黙っていたほうがよい」というように、有名人とそうでない人を必要以上に区別して、倫理観までゆがませていることになります。

ちょうど、独裁者や軍人が自らの功績を誇らしげにアピールするとき、弾かれたように立ち上がって反射的に拍手する周りの人たちと同じです。彼らは心から感動して拍手しているわけではないでしょう。よほどの策略家でもない限り、そこに適応するために自分自身の感情を削っているに過ぎません。では立ち上がって拍手しなければよいかというと、強固にできあがっている独裁の環境から抜け出すことにも恐怖が伴いますから、それも簡単ではありません。

私は脳内科医の仕事だけでなく、産業医として企業のメンタルヘルスに関してアドバイスしたり、ビジネスパーソンを診察することがあります。いわゆる「やり手」とか、「カリスマ上司」と呼ばれている人の下で働いている人には、うつになる大きなリスクを抱えているケースが多く見られます。「あなたは社員なのだから」と繰り返し言われたり、またはそのことを自分で意識しすぎたりしていると、会社に出勤していないときでも、そのような言葉をひとり言でつぶやいてしまったりするのです。

仕事ができる社員の中には、上司への忠誠心を通じて自分の地位を守りつつ、「自由な発想」や「柔軟なアイデア」で活動する人がいます。しかし、こうした人は、自分の仕事を円滑にサポートすることだけを部下に求め、自分の能力を脅かすような活躍は期待しないことがあります。

その結果、部下は長時間かつ密度が高い、予測不可能で柔軟性に欠ける非クリエイティブな仕事ばかりに追われ、特定の脳番地だけを使うようになり、やがて疲弊してしまいます。このような状況を避けるためには、事前の知識が自分の物事の見方をゆがめていないか、視覚認知のバイアスに注意を払うことが重要です。もし自分自身にこうしたゆがみがある場合、それは「老害脳」に侵され始めている可能性があります。

老害脳タイプ⑧　運動系・無視系タイプ：保守的、見て見ぬふり、何もしない（＝運動系脳番地が衰え、行動力が低下している状態）

これは「消極的な老害」と言えるかもしれません。たとえば、若い人たちが上記のような「老害」を受けても、見て見ぬふりをしたり、「これは組織の文化だから仕方ない」と自分を納得させたりして、改善や対策に関わろうとしない状況です。このような態度を続けると、運動系が抑制されてしまい、やがて体が衰えて、行動したくても思うように動けなくなってしまいます。

つまり、これは「見殺し」にされているようなものです。本人は気配を消して、関与していないふりをしているかもしれませんが、「見殺し」にされた側はそのことをしっかり覚えています。

そして、この運動系を使わない無視タイプは、第1章の「右脳老害」の話でも述べた通り、日本の社会に広くまん延してしまっていると考えられます。少なくとも著者自身が感じた昭和時代の不都合なことを無視する空気は、平成、令和になっても変わらず、SNSなどで叩かれなければ隠せるとさえ思う空気がいまだに支配的だと思うのです。

昔からそういうものだから、出る杭は打たれるから、下手に目立つとリスクが大きいから、何か意見をして自分が攻撃されたら嫌だから……このような言い訳で、仕事では良いアイデアや新しい発見、改革案が正当に評価されず、いろいろな旧弊、悪弊が残っている例があちこちにあります。要するに、都合が悪くなると動くな、行動するな、となるわけです。正義とは動かないことなのか、動くことなのか、この点は、深く考える余地がありそうです。

脳科学的視点から見ると、保守的で見て見ぬふりをしている人は、当初は意識的に無視していたものが、やがて慣れてくると自分自身でも、それをおかしいと感じること、もしくはそれを認識すること自体ができなくなり、結果として行動して成長する、経験して学ぶことから遠ざかっていくことになると考えられます。

最初は、見て見ぬふりをするメリットとデメリットを天秤にかけ、メリットが勝るから、という、本人なりに「合理的」な考えを持っていたはずが、やがて認知自体が衰えてしまい、そもそも判断ができなくなって、自動的に見て見ぬふりをしてしまうようになります。

こうなってくると、二足歩行で進化してきた人類にとって、最も重要な運動系脳番地を抑制するので、ほかの7つの脳番地も機能しにくくなり、「やらなくていい」「判断しなくていい」という状況に陥ります。最終的には、肉体へも影響を与え、動かなくていい、しなくていい……もう動けないとなります。

老害脳タイプ⑨　無自覚系タイプ：……以上のようなことに自覚がない

そして、最終的には「自分（の脳）には問題があるのでは？」という意識そのものが失われていく……という状況になってしまいます。「老害」を受ける側からすると一番やっかいな存在、**「老害」中の「老害」**といえるでしょう。

これはある意味「病識（自分が病気であるという意識）」を自分に向けてみる能力をなくしているわけですから、非常に重い「症状」（もちろん「老害」自体は病気ではありませんが）となります。

自らに問題があるとは思っていませんので、たとえば、この本のタイトルを見ても「自分は『老害』かもしれない」「もしかして私も『老害』と思われているのではないか？」という意識自体を持ちようがありません。残酷な言い方になってしまいますが、後は社会から孤立していくだけの可能性が高くなります。

自己認知機能は社会人としても、自分自身の健康脳のためにも大切な脳機能です。そして、自己認知ができている人なら多少脳の老化や衰えによって「老害」のタイプに入ってしまったとしても自分を検証できますし、老害の被害を受けて打ちひしがれている人に共感したり、自分の行いを省みるといった感覚を持ったりもできます。

「老害」化した人とは反対に、年を重ねても若い人に尊敬され、いつも囲まれ、楽しいコミュニケーションができる人は、自己認知がよくできている人だと言えます。願わくば、誰もがそうでありたいものです。

このように、「老害」という言葉で表される人々の特徴は、多くの場合、脳の８つの脳番地機能によってそれぞれのタイプの解釈ができます。すでに述べましたが、この本では書名にも記した通り、「老害」的な特性を示す脳を「老害脳」と称していきます。ただし、この「老害脳」という言葉が専門的な用語ではないことは、再度述べておきます。

あなたも「老害脳」になりかかっている？

自分がすでにここに挙げた９つの「老害脳」タイプになっている可能性を現実として認識して、背筋が寒くなっている方もいるかもしれません。

「はじめに」でお話ししたことをもう一度思い出していただきたいのですが、結局私たちは誰でも「老害脳」になってしまうリスクがあります。「老害」側に片足を突っ込み始めている人も、まだ「老害」を受ける側の人も同じです。現時点での自己認識では「老害」を受ける側１００％でいるつもりでも、やがて自分も「老害」となり、同じような受け手を生み出すことさえ珍しくありません。

できることなら、早いうちに、**自己認識ができるうちに「老害脳」化していることに気づけると、対策もとりやすくなります。**また、「老害脳タイプ⑧　運動系・無視系タイプ」で述べたように、「老害脳」化は、年齢は関係なく起こり得るのです。

誰でも「老害」になる可能性があると認識しておく

私たちは、次のいずれかに属しています。

①「老害」被害者側の人
②「老害」を受けつつ、自身も「老害」になる、あるいはなっているかもしれないと思っている人（老害予備軍）
③自己認識が可能な「老害」
（④自己認識が不可能な「老害」はこの本を手に取っていないと思われるので除きます）

ここで、いくつかの共通認識を持ち得るのではないでしょうか。

まず、前項でも述べた通り**「誰でも老害になる可能性がある」**という認識です。あるいは、自分自身を被害者だと思っている方にとっては、恐怖感すら感じられることかもしれません。

だいたいは年齢にしたがって①から②へ、さらに③の状態に移り変わっていくと思いますが、時と場合によっては、60代、70代で「老害」を受ける側という状況も存在しえます。

私が実際に目撃した例です。ある郊外の駅前で、高級な車から何人かの身なりのいい高齢者たちが降りてきました。風体と場所柄、近くにある名門ゴルフクラブでプレーした帰り道のようです。

そこでは、グループの中で最も偉いと思しき80代くらいの人物に対して、60代後半くらいの人物が、それこそ米つきバッタよろしく尽くし、ぞんざいな言葉をかけられてもめげずに（？）お世話をしているような様子が垣間見えました。

いわゆる名士たちの集う団体なのか、業界団体なのか学校の先輩後輩なのか分かりませんが、60代後半であっても、80代の人に権力らしきものが伴っていれば、「老害」を受ける側ともなり得るわけです。たとえ本人がすでに社会的には高齢者となっていてもです。80歳代、60歳代の組み合わせでは、長らく老害脳の理解系と視覚系タイプがお互いに定着していて「老害脳」の相互関係を変えられないのです。

これもある種の高齢化社会の「老害脳」最前線なのかもしれません。

脳の中年期は45～75歳、老化のスピードには個人差も

人間は、身体と同様、脳も加齢とともに確実に老いていきます。

ただし、一般的な中年期、老年期という認識と、脳科学者として私が認識している脳の中年期、老年期には、ややズレがあります。身体的な衰えとは違い、**脳の老化を判断する指標はすなわち記憶する仕組みにトラブルが起きているかどうか**なのです。

極端に言えば、記憶が苦手で本人にも改善の意欲がない20代と、もともと記憶が得意でかくしゃくとしている70代なら、むしろ70代の高齢者のほうが脳が老化していない、という状況も起こり得ます。判断の指標を、注意不足や物忘れの頻度と置き換えても同様です。

一方で、一般的に中年になったと考えられる年齢はどのあたりでしょうか？　35歳だとさすがにまだ早すぎるかもしれませんが、40歳なら、本人も周辺の人も、もう中年だと答えるでしょう。また、何歳からが高齢者なのかという議論は、全体的な高齢化の進行や社会制度の移り変わりとともに、だんだん上方に修正されつつあるのが現状です。かつてなら55歳で定年退職、還暦を迎えれば完全に高齢者と認識されたでしょうが、現在では定年も65歳、さらには70歳となっていく中で、60代で働いている人はむしろ当たり前になりました。私自身もその一人ですが、自分自身が脳も身体も高齢者だという認識は全くありません。ちなみに、先日計測した私の骨年齢は20代前半のままです。公的年金の支給が原則65歳から、後期高齢者医療制度への加入が75歳から、というあたりが、現時点における社会的な高齢者の線引きなのかもしれません。

ところで、脳科学者として数々の実例に接してきた私が感じる**脳の中年期の入口は、おおむね45歳ごろ**だという認識です。そして、同じく**高齢期の入口、あるいは中年期の終わりは、おおむね75歳ごろ**と考えています。つまり、一般的な中年、高齢者のイメージよりも、脳が加齢を実感することは先伸ばしできるのです。脳の中年期とは45～75歳を指すという仮説を立てた上で、この30年間はおおむね、何もしなければ年を追うごとに老化のスピードが速くなると言えます。**一方で同時に、老化のスピードは個人差が大きく、生活習慣や努力によっても差がつきます。**人によっては80歳でも、脳の老化がほとんど進んでいない人もいれば、70歳でがっつり脳に老化が襲いかかっている人もいます。

実際に、老化の程度は私が開発した脳相診断法による枝ぶり脳画像で示すと一目瞭然です。

左ページの脳画像に示したように、70代付近の人と接する際でも、人によってとても差があるということになります。考えてみれば、世の中には芸能人やアーティストなど、70歳を過ぎても旺盛に活動している方がいます。しかし、60代で覇気を失い、成長が完全に止まる人もいれば、認知症を発症する人もいます（もっとも、認知症まで行ってしまうと、「老害」を及ぼすことすら難しくなります）。

この本のテーマである「老害」は、中年期の後期に人よりも早く老化してしまった人、あるいは75歳を超え、名実ともに高齢化のリスクを抱えている人が、より若い人や立場の低い人に命令できたり、影響を及ぼしたりできるようなケースで起きやすいと考えられます。

[老化が進んだ脳]

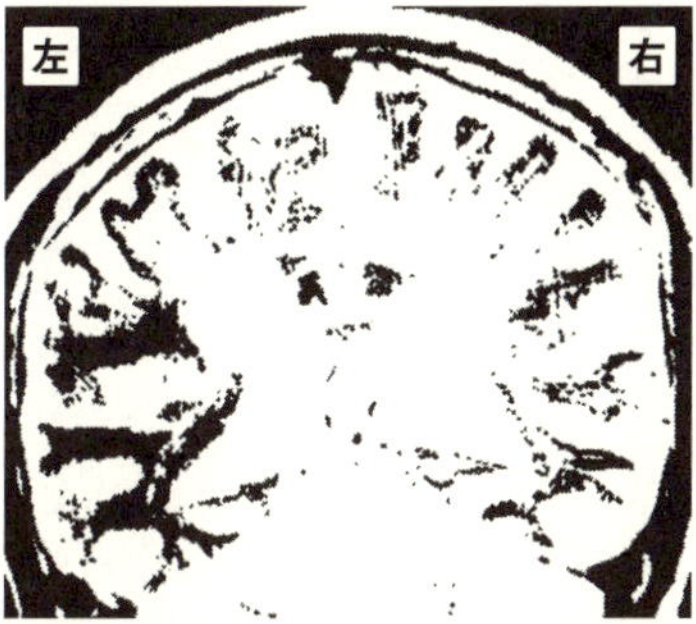

69歳の女性の左右の側頭葉の聴覚系、記憶系を通過する冠状断面の脳の枝ぶり画像。左脳の聴覚系、理解系、記憶系は黒く映し出される一方で、右脳の聴覚系、理解系はうすく描出されて、**使われている脳番地が限局的である**ことが分かる。

[老化が進んでいない脳]

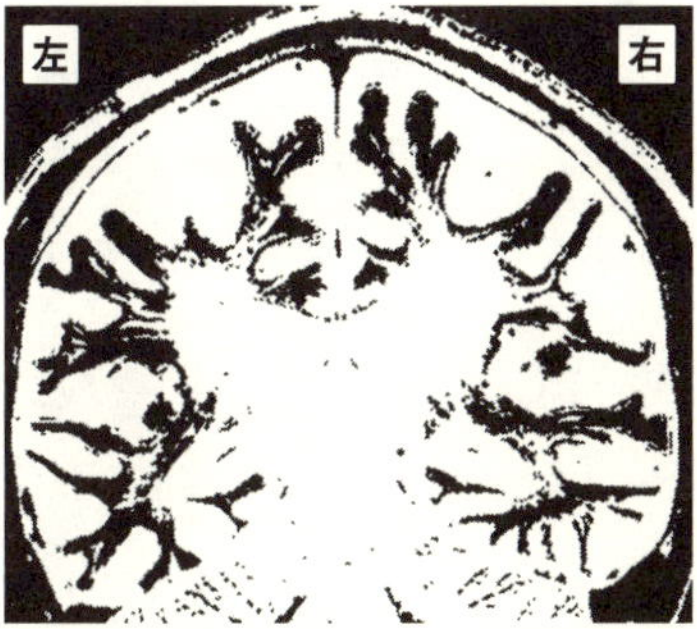

81歳の男性の左右の側頭葉の聴覚系、記憶系を通過する冠状断面の脳枝ぶり画像。左脳も右脳も聴覚系、理解系、記憶系は黒く映し出され、**まんべんなく脳番地が使われている**ことが分かる。

中年期に鍛え続ければ、脳は成長し「老害脳」を防げる！

脳はある日突然老化してしまうのではなく、長い時間をかけてゆっくり老いていきます。ということは、ある日突然「老害脳」になるのではなく、徐々に「老害脳」化が進んでいくと考えていいでしょう。

私は、脳の中年期、45～75歳をどう乗り切るかによって、自分自身の「老害脳」化を遅らせることができると考えます。そして、**脳が中年期に入る40代、50代が、「抗老害脳」対策を始める、最も重要なタイミングになります。**

脳の老化には個人差があり、もちろん生物学的な意味でもそうなのですが、一方で個々が置かれている環境や生活習慣にも大きく左右されます。

たとえるなら、筋肉と筋トレの関係にも似ています。筋肉や筋力を維持するためには、適切な筋トレや栄養摂取が大切なことは論を待ちません。しかし、つい面倒くさくなったり、ケガや病気などでトレーニングができなくなったりすれば、筋肉はたちまち衰えてしまいます。筋肉は正直で、ウソをつきません。手入れを怠った肌が早く老化していくのも同じことです。

組織に属している方なら、加齢によって脳が老化すれば、新しいことはそのまま面倒な仕事とイコールになり、若い人や部下に任せるようになります。これは筋トレをサボっているのと同じ状況です。そうしている間に、以前なら自分自身でも楽々処理できたはずのことさえ、いずれできなくなってしまうわけです。

私たちが自分の「老害脳」化を恐れるなら、脳の中年期にトレーニングを持続的に行うことで、そして脳に刺激を与え続けることで、できるだけ脳の中年期を引き延ばし、高齢期入りを遅らせることができるようになります。

特に危険なのは定年退職がある方です。60歳、65歳などの段階で、自分の意思とは関係なく急に環境や待遇が変わります。モチベーションが大きくそがれることもあるでしょう。そこを乗り越え、なお新しいことを学び、未知の出来事に関心を持ち続ける「脳の筋力」を維持できているか。それによって、残された20年以上の人生における楽しさや喜びは、大きく変わってくるでしょう。

私は脳科学者として、誰もができれば85歳まで、少なくとも80代前半までは、健康な脳のままで生き続けることを追求すべきだと思いますし、それは可能だとも考えています。

私は、2019年に101歳で亡くなった随筆家・評論家の吉沢久子先生と生前親しくさせていただいていたのですが、90代でもまるで20代のような感性を保たれ、事前の打ち合わせなしにイベントをご一緒させていただいたときも、アドリブでどんどん場を沸かせる方でした。年下の私に対しても尊大な態度を取られることもなく、嫌な思いをさせられたことは一度もありませんでした。

私はどうしても興味があり、無理を承知で何度か先生の脳のMRIを撮影させていただいたことがあります。最後は96歳のときでしたが、ほとんど老化を感じさせない映像で感服したことを覚えています。

究極の理想は、誰もが吉沢先生のように、老害脳とは無縁な生活を送ることです。

まだ40代の人も決して他人事ではありません。60代、70代なんて想像もできない未来だと考えがちですが、40代で暴飲暴食が続けばすぐに太ってしまい、痩せることが至難のわざになるのと同様、すでに老化に至る道は始まっているからです。20～30代の「老害被害者」の人も、中年期なんてあっという間です。

このポイントを早く認識できた人ほど、「老害脳」から遠ざかり、充実した人生を送れるようになります。

次の項からは、「老害脳」化が進んでいるサインについて見ていきましょう。

①思考系タイプの老害脳サイン：「めんどくさい」が口癖

脳の衰えを自覚したら、「脳はいくつになっても成長する」と心得て、早期に衰えを解消するように行動すべきです。具体的な解消法は、第4章に譲るとして、脳の衰えた状態で、最も嫌なことは、脳への負担が増すことです。この脳への負担を感じるとき人は、「めんどくさい」を連発します。脳の仕組みは私たちが感じる「こころ」や「気持ち」以上に多くの情報処理を無意識にしています。「こころ」は、脳が行っている処理のごく一部を認識しているにすぎません。

このような脳と「こころ」の関係性の中で、与えられた課題や直面した問題に対して、必要以上に脳の処理が必要だと感じるとき、「こころ」は「めんどくさい！」と言い放ちます。とりわけ、思考系・理解系・記憶系の脳番地を使うワーキングメモリへの負荷が重大であるとき、「こころ」の叫びがあらわになります。

こうしたことを感じやすくなる分岐点は、恐らく脳の中年期の後半あたりにやってきます。そして、「老害」も発生しやすくなります。

この「めんどくさい！」現象は、脳の老化のきっかけ、「老害脳」化の始まりを早期に捉えるために利用できます（詳細は、拙著『「めんどくさい」がなくなる脳』（SBクリエイティブ）をご参照ください）。

「めんどくさい！」を連発して、そのまま何も行動しなければ、脳がサボり、固着することだけを好むようになります。すると、何でも自分の考えだけで判断を下すようになり、新しい物事について調べたり、疑った視点で思考を深めたりするようなプロセスをおっくうと感じるようになります。これは、ワーキングメモリの劣化を示すサインです。

恥を忍んで私自身の体験例を述べておきましょう。

自宅で、20代の息子たちと雑談をしていると、彼らの口から私の知らない話がどんどん語られます。しかも、「お父さんはそんなことは知らないよね」と慰めてくれる有り様。私もさすがについ小さな意地を張り、自然に自分の知っている話、得意な分野の話に路線変更しようと試みてしまいます。

例に漏れず、私も脳の老化が進行すれば、自分の経験と矛盾する意見や考えを受け入れられなくなると想像するのです。

反対に考えれば、私たちは問題に直面して知らない情報を受け入れ、「そんなこともあるのか」と好奇心を膨らませて、自ら思考を深めたり、新しい体験に遭遇するように仕向けたりすることで、脳の老化を遅らせることができます。こうしたテクニックは第4章でまとめて紹介することにします。

自分のために脳の老化対策を行うことは、自分自身の脳を健康に保つだけでなく、自分の仕事や人生の充実につながるばかりか、周囲に「老害」を及ぼすことも予防できるのですから、いいことだらけです。

②感情系タイプの老害脳サイン：プロフェッショナルの落とし穴「感情が消える」

私は臨床医かつ研究者です。そのどちらも、職業分類上では、専門的な職業の典型例だと言えます。ただ、そんな私も、37、38歳の頃に「老害」の罠に陥りかけました。私が感情系の「老害」を引き起こしたことに気がついたのは、米国で研究生活を始めて2年目に一時帰国して、実家の両親と妹夫婦と会話した後のことです。

母から「もう一度、医者をやったほうがいいよね。前はそんなにきつい言い方をしていなかったよ」と言われました。私は米国での研究に旅立つ際、完全に退路を断っていました。臨床医に戻るつもりがなかったのです。母に言わせれば、小児科専門医で臨床家の私は、子どもたちやその家族に優しく接していたのに、脳研究者の私は、別人のように厳しい人になっていました。確かに私は、自問自答しながら脳科学の新しい道を毎日理詰めで思考していました。

脳研究者の私は、どんどん身なりに頓着しなくなり、言動にも周囲を意識していない時期がありました。結局、母の一言がずっと脳裏に残り、2006年からは、臨床医と研究者との本格的な二刀流を始めることにしました。

専門性の高い仕事の人ほど、知らぬ間に感情系タイプの老害脳になるリスクがあります。

先ほどの私の体験を例に挙げましたが、職業の専門性が深まるほど、つまり、専門家、プロフェッショナルなど専門性が高いと思われる仕事をしている人ほど、「感情を滅する思考」の罠に深くはまり込んでしまうリスクがあります。

皆さんの中にはもしかすると、今までに「高名な医師」や「名医」と呼ばれる人から、尊大な、あるいは軽く扱われるような態度を取られて失望した経験がある人がいるかもしれません。そうした謙虚さを失っている医師こそ、わかりやすい「感情を滅する思考」の先端にいる人の「老害脳」化なのかもしれません。

かつては「専門バカ」などというひどい言い方もありましたが、私は何も専門性を究めるな、と言いたいわけではありません。ただ、専門性を高める一方で、人間味のある多様な人々と接していないと、視野が狭くなり、結果として「老害脳」化が進行しやすいということなのです。

これを、仕事に没頭し夢中になっていると表現すれば美しいのでしょうし、忙しいから仕方ない、とあきらめるのが大人の社会人のあり方なのかもしれませんが、そうこうしているうちに脳は老化し、専門分野以外の情報を受け取り、感情を動かすことが無駄に感じて、ドライな人格が形成されかねないのです。

私は日々患者さんたちと接していて、そして他の世界で仕事をしている方と交流をしていて感じるのですが、どんなジャンルの話、どの方の考えにも、必ずと言っていいほど自分の知らなかった情報だけでなく、感情の動きや人となりの人間味があります。またそのおかげで、自分の研究や研究意欲を刺激されます。

③記憶系タイプの老害脳サイン：他人との調整能力が乏しい

どういった場合に脳の老化スピードが速まるのか、あるいは速まっていると自覚すべきなのか、さらに考えていきましょう。

脳は老化によって、本来持っている調整能力を失っていくと考えられます。

その背景となるリスク要因はさまざまですが、最たるものは**「経験」**です。

経験という言葉は、どちらかと言えばポジティブな使われ方をします。経験豊かな人、経験がものを言う、積み重ねた経験が生む信頼、熟練の経験によるパフォーマンス……いくらでも考えられるわけですが、実は経験を積み重ねるほど、私たちの脳は老化に向かっていきやすくなる危険性をはらんでいます。

しかし、脳は構造上経験によって作られていくものでもありますから、これは少し皮肉な宿命と考えることもできます。

具体的なタイプを単純化して考えてみましょう。

人は、幼い頃から反復した行動や状況に接します。そして、その結果がどうなるかを学習し、脳に刻んでいきます。するとやがて、同じタイプや近似したタイプの行動や状況に接した場合、その後がある程度予測できるようになります。もっとも、100％予測通りになるわけではありません。未知の出来事やレアケースに接したり、新しい条件が加わったりしてそれまでの経験や常識が覆されると、さらにそれも学習していきます。こうして、ある程度年齢を重ねれば、誰もが自分の仕事や得意とする分野において、一定の豊富な経験をもとにした脳を持つ人物になるわけです。

たとえば、自分の子どもに歌手のＡｄｏさんを知らないことをばかにされても、10代の患者さんが「『アニソン』が好き」と語るのを「アリアナ・グランデが歌うソング」のことだと間違えても、知らない自分を自覚し、新たな学びを得たという喜びに変換できている間は大丈夫なのでしょう。

しかしここで、「そんなことはどうでもいい」とか、「最近の歌手はくだらない、なにがアニソンだ！　君たちは南こうせつの素晴らしさ、若い頃の吉田拓郎の凄さを知らないだろう？」と強がって言い始めれば、雑談においてもたちまち人との調整能力が乏しい「老害」になります。

自分の脳が専門化すればするほど、記憶が固定されて、無関係なことを取り込まない情報の逆ピラミッド（174ページから詳しく述べます）の先端に向かっているような先細り脳になっていくのです。

たまたま私の周辺の話を例として説明しましたが、「この道何十年」と形容・称賛されるような立場の方なら、誰でも同じようなリスクを抱えていると考えてください。営業ひと筋の人が現場の気持ちがわかりにくくなり、経理ひと筋の人ともめ始めるのと同じです。反面、全く違うジャンルのプロフェッショナルが、互いを認めて意気投合できるような関係は「夢の組み合わせ」とか「豪華競演」などと呼ばれますが、実は「逆ピラミッド」を防ぐ一つのわかりやすい姿だからこそ、人々はそんな姿に引かれやすいのかもしれません。

④伝達系タイプの老害脳サイン：自分の高学歴を過剰に誇る

自分の脳の柔軟性が無くなり、他人を受容できなくなっていく「逆ピラミッド」の恐ろしさは、何も専門家、プロフェッショナルに限った話ではありません。

専門性を「高学歴」に置き換えると、どうでしょうか。自分自身を「高学歴な人間だ」と考えるのも、耳に慣れたフレーズです。

しかし、ここで言及される「高学歴」は、「私らしさ」ではなく、高学歴価値観に脳を支配されている状態です。著名な大学を卒業した人は歴史上数多いわけで、個性が形成される一つの要素にしかなりません。にもかかわらず、それを誇張するのはすでに、老害サインと言えます。高学歴を誇張することは、すなわち、自分の価値観で素敵だと思えない出来事や情報を遠ざけ、排除したいと思うこととほとんど同じだからです。

自分自身の高学歴を個性的だと思えば思うほど、自分とよく似た個性の人以外とは合わせにくくなり、自分の気に入らない情報の発信者との交流が乏しくなります。これは脳の老化そのものと言えるでしょう。

以前、『高学歴なのになぜ人とうまくいかないのか』（PHP新書）という本でも述べたことがありますが、学歴が高くある分野で能力があっても、人を見下したり、尊敬できなかったりして、良好な関係を築きにくい人の原因は、自身の高学歴を「個性」だと強く考えすぎているからという見方ができます。

いわゆる「受験エリート」は、日本の教育制度の中における受験という重要イベントに最適化された、あるいはたまたま最適化しやすい能力を持っていた人だと考えると、それもまた専門性であり、その成功のためにそれ以外の部分に関して理解する能力が衰えてしまうとの考えも成り立ちます。結果として、自分とは異なる個性や能力を持つ他人を尊重できなくなる……こんな理解ができそうです。

もっとも、たとえそうだとしても社会で必要とされる強烈な能力を持っていればいいのですが、いくら本人の頭の中では受験に成功し学歴を得たという知的な成功体験を持っていても、受験にだけ最適化された能力は、そのままではあまり役に立たないことが多いため、他者の視点に立ってものを考えたり、得意分野以外からの情報や知見を得たりできないと、せっかく努力していい大学に入ったにもかかわらず、残念ながらやがて「学歴だけはあるのに仕事もできないムカつくやつ」と思われ、最悪の場合は組織や社会から見放されてしまいかねません。

自分自身の中に、高学歴以外に、もっと個性的で、突き抜けている点を持つと同時に、同様の個性が他人にもあるという意識を働かせるようにすると、こうしたコミュニケーション能力が偏った伝達系タイプの「老害脳」になることを防げるようになるでしょう。

⑤理解系タイプの老害脳サイン：過去の成功体験にとらわれる

しかし、ここからが問題です。

ある時点から、脳は必要以上に、経験だけに頼ろうとし始めるのです。

私たち自身とは関係なく、外部の状況は変わっていきます。経験が不足し、あるいは経験だけでは不安な場合は、その分注意力を高く働かせ、視覚や聴覚などを通じて新しい情報を仕入れ、さまざまな可能性を思考し、新たな情報を脳に刻みます。

一方、経験だけで十分に処理できる状態がいったんできてしまうと、状況を全て経験だけで判断しようとし始めます。これが、非常に楽なのです。

脳は加齢するにつれてサボりたがるようになる存在です。そのために、固着したがります。

こうして、かつては張り巡らせていた注意力、アンテナが鈍ってきます。新しい情報を遮断すれば思考もせず、理解系脳番地も働きません。状況全てをすでに自分の頭の中にある経験に置き換え、そこからだけ結論を得ようとし始めます。

実際にその経験自体には価値があったとしても、過去の経験を誇り、やがてその経験だけに固執するようになると「新しい経験」ができなくなるというわけです。

実際には、こんなシチュエーションが想像できます。

天才的な発想で成功し、一代で莫大な利益を得るビジネスを築いた経営者がいるとします。人々は彼をカリスマとか、神様と称賛するでしょう。しかし、そのカリスマ経営者もやがて脳は老化していきます。すると彼は、彼にとってのかつての成功経験、成功タイプだけで、その後も経営判断を押し通そうとし始めます。しかし社内では神様扱いですし、おそらくはオーナーでもあるのでしょうから、誰も止められません。もともとこれまで勇気ある独断でチャンスをつかみ、ピンチを切り抜けてきたからです。

ただ、もはやその時点で「老害」の典型例と言えるでしょう。

仮に誤った経営判断が続けば、せっかくのビジネスを、自分で作って自分で壊すことさえできてしまいます。「老害」によって、自らも被害を受けてしまうわけです。もしも経営者自身がこの点にあらかじめ気づいていれば、後継者を育て、早めにバトンタッチする仕組みを考えたり、それがかなわなければ会社を売却したりして、財産と名声を守ろうとするでしょう。

付け加えると、そのカリスマ経営者も、大成功するまでにはいろいろと失敗もあったはずなのです。しかし、人間の脳は、大きな成功のほうがより経験として定着しやすいため、一度大きく成功してしまうと、全てがポジティブな経験に変換する一方、かつてのネガティブな記憶は呼び起こされなくなってしまうのです。

こうして、**自分自身の「成功した経験」によって、その人の理解力もまた閉じ込められていくのです。**

だからといって、経験を重ねること自体が否定されるべきではありませんし、そもそも経験がない人間には、何も大きな仕事はできないでしょう。私たちの脳は経験を蓄積していく仕組みになっているからです。

ただし、強い成功体験に頼り始めた脳は、感覚として「自分の好きなタイプ」「自分の勝ちタイプ」で処理することを繰り返し始めます。その時点までに得られた情報をもとに、その後の出来事も過去の出来事のタイプに当てはめ、効率的に処理をし始めるわけです。

これはAタイプだ、これはBタイプでOK……こうした受け止め方は、最初はうまくいきます。なにせある分野に精通している人なのですから、その時点では優れたタイプ化がされていて、分類の感覚も保たれています。ビジネスなら大当たりの連続で、時間をかけずにお金を稼いだり、事業を拡大したりできる時期が続くでしょう。

ところが、その時点から時間が経過するほど、当然にそのタイプ化も、分類の感覚も陳腐化していくことは避けられません。その時点でまだ脳が老化していなければ、自分の勝ちタイプが通じなくなったことを受け止め、新たな学びを得ようと動き始めるでしょう。

しかし、すでに何でもタイプ化することに慣れ、多少無理があったとしても強引に当てはめてしまうようになった脳には、もはや新しい情報を仕入れ、理解を深める働き自体ができにくくなっています。すっかりサボり癖がついている状態というわけです。

たとえば、ある人たちにとってカルト宗教が魅力的に映るのも、同じような思考系と理解系の老害脳タイプに当てはまっていると考えられます。カルト宗教に限らず、刺激的な思想は人の自発的な思考力や多角的な理解力を奪います。経験がなくとも脳を固着でき、思考なしでどんどん「結論」や「正しい道」へ導いてくれる、楽になれる存在を「供給」してくれるからです。年齢を問わず、何も自ら判断する必要がなくなる状態を望む人にとっては、カルト宗教や刺激的な思想は、財産や人生を投げうってでもはまり込む魅力があるのだと考えられます。それらの常套手段は、不安をあおることです。実際、年をとってから陰謀論にはまって、不安をあおるYouTubeばかり見てしまうケースは結構多いのです。

⑥聴覚系、⑦視覚系タイプの老害脳サイン：情報の逆ピラミッド現象

あるジャンルの情報、たとえば音楽でも、映画でも、小説でもファッションでもいいのですが、自分が最後にその事柄について情報を得て、深く考えてみたのが一体いつの話になるのか、少し思い出してみてください。

私の場合、ともすると40年くらい更新されていないジャンルがあります。

誰しもが、10代や20代の時期は「多感」だったと記憶しています。広く浅く、同世代に共通した記憶を、平均的に、均質的に取得していたからです。

その社会的な背景は、言うまでもなく学校や、そこでの教育です。また流行した本やま

んが、テレビなども同様です。皆がまんべんなく同じ内容を吸収しますし（もっともどこまで定着するかは個人差が大きくなりますが）、同じ年代の友人や先輩後輩たちと持続的に交流することで、自分だけでは得がたい情報や経験を脳に刻んでいきます。これは他の人も同様で、そのために均質化していくわけです。

高校を卒業したあたりから、この流れが変わっていきます。高卒で社会に出る人もいますし、遅くとも20代前半には、誰もが自分の選択で、それまでの均質的な人間関係から外れていきます。

企業に入る人が多いのでしょうが、そこでは何を学ぶでしょうか？　その企業、その業界に必要な知識、先輩や上司たちの経験やテクニック、そして会社組織やビジネスの世界で生きていく上での礼儀や人間関係……最初は学校教育の延長線上にあるように見えますが、実際はどの業界に入るのか、どの企業に入るのか、どんな先輩や上司、同僚に恵まれるかによって、相当部分変わってきます。

その企業で働き続けるなら、よりその企業、その業界に最適化された脳になっていくことは避けられません。転職、転業する人もいるでしょうが、たった一度の人生ですから、その回数にも限りはあります。家事や育児に専念する場合も、子どもが小さい頃は初めての体験の連続で、新鮮な経験を多くしますが、やがて成長するにつれ、日々の変化は乏しくなっていきます。そうこうしながら、だんだん人は脳の中年期に差しかかっていくことになるわけです。これは、視覚系や聴覚系の脳番地の感度が鈍って、情報量が先細りしていく、聴覚系、視覚系タイプ老害脳の典型的な症状です。ここまでの流れを、脳が得る情報の量として概観すると、**「逆ピラミッド」**になっています。

若い頃は何も知らないため、そして学校教育やメディアなどによって均質的、平均的な知識や情報を教えられるため、本人にいくらかの個性や好みがあったとしても、比較的広い範囲の情報を理解しようとします。逆ピラミッドの裾が上になった部分です。

やがて年齢を重ねると、自らの選択で進む道を決めます。人生は選択の連続などと言いますが、実際は、選択を重ねれば重ねるほど、ピラミッドの先が細くなっていく現象と背中合わせになっています。もちろん個人差はあって、自助努力や豊富な人間関係、超人的な好奇心で先が絞られるのを防いでいる人もいます。増えも減りもしない、いわば**「寸胴**

型」をキープできているなら立派なものだと思います（179ページ図2参照）。

こうして、寸胴型でなければ、ダイヤモンド型や鉛筆型の情報吸収力の人には、先細りがある「閾値」を超えたあたりで、「老害脳」が発現するのではないでしょうか。

生涯教育が大切だ、新しい趣味を得たい、一生勉強したい……などという意欲は、逆ピラミッドにはまり込む危険性を察知し、脳の成長を止めたくないという私たちの自然な欲求なのかもしれません。60歳になっても、70歳になっても新しい分野を学び続けるという態度は、実に大切なことだったのです。

日本の社会は今でこそ急にリカレント、リスキリングと騒ぎ始めていますが、概して生涯教育はかけ声だけ、自主性にまかせるだけでした。そんなことより、いつもの会社の仲間と愚痴を言いながら酒を飲んでいるほうが楽しい……などというのは、「逆ピラミッド」型の最終に近い形態かもしれません。

高齢者が働くのは良いことですし、また高齢化社会で経済活動を守ることは時代の要請でもありますが、ネット社会、そしてＡＩ時代の今、できるだけ人間にしかできない仕事を続けられなければ、豊かさを維持してはいけないでしょう。

⑧運動系・無視系タイプの老害脳サイン：運動不足に自覚なし

脳のはたらきをfNIRS法という手法で観察すると、面白い発見がたくさんあります。その中でも、先ほど解説したように、脳番地は、隣り合ったところ同士が刺激し合って動いているという現象は大変興味深いものです。それまでは、あくまでも脳は機能別、機能単位で動いていると考えられてきました。

たとえば、筋肉を鍛えようと手にダンベルを持ち運動を行っていたとします。運動系脳番地を使い、神経細胞に酸素を送って、せっせとダンベルを動かします。

すると、ダンベルの動きとは一見関係ない、運動系脳番地の周囲（たとえば、感情系脳番地）にも酸素が供給され、活性化しているのです。

これは実に不思議な関係ですが、**脳の仕組み上、どこかに刺激を与えると、周辺の全く異なる機能も活性化されます。**特に、大きな力を必要とする場合は、周囲の脳番地も頑張っ

［図2］情報吸収量の
逆ピラミッド型・鉛筆型・寸胴型

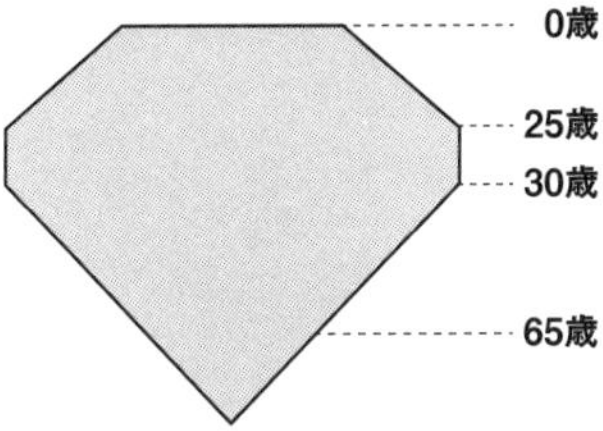

情報吸収量の
逆ピラミッド型(ダイヤモンド型)

生後から25歳頃までは年々情報量が多くなり、30歳を過ぎると、年を取れば取るほど、脳に入る情報量が減る。

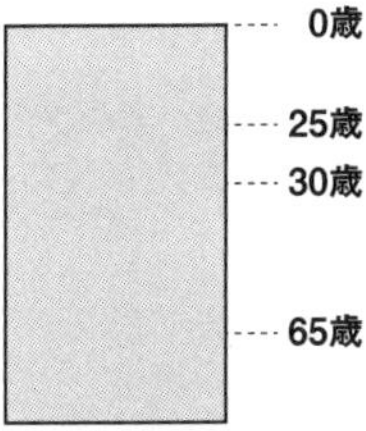

情報吸収量の
寸胴型

30歳を過ぎても情報吸収量が定年(65歳)頃まで変わらず、定年後になっても現役同様、あるいは定年とは無関係に一定の情報吸収力が維持できている。

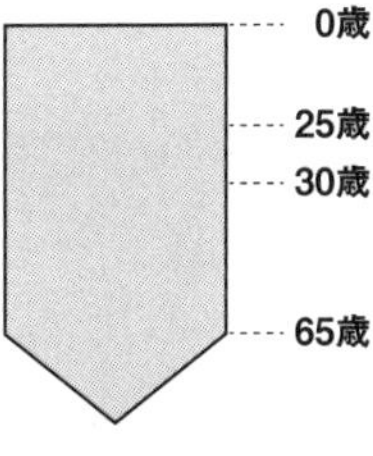

情報吸収量の
鉛筆型

30歳を過ぎても情報吸収量が定年(65歳)頃まで変わらず、定年後一気に先細っていく

て酸素を供給します。周辺の脳番地同士は、いわばお隣さんとしての協力関係にあるからです。アスリートのように超人的な力を生み出せる人は、運動系だけでなく、周辺の脳番地によるブーストのような機能に秀でています。

しかし、この関係性は、逆の状況になった際の恐ろしさもはらんでいます。いくら運動してもやせないからとか、仕事が忙しいからなどという理由で運動系脳番地を使わなくなると、酸素が供給されなくなり、お隣の脳番地もやはり活力を失っていくのです。

年齢を重ねるほど一般に人はおっくうがるようになりますが、これは脳の仕組みがサボり始め、周辺の脳番地との連携も弱まっていくことで、老害化していく脳番地の数が増えて、さらに「老害脳」化へ加速していくからではないかと考えられます。言い換えれば、**思わぬ脳番地のサボりが、「老害脳」化のスイッチになっている可能性があるわけです。**

歩けなくなって、めっきり気力も落ちてしまった、とか、退職して毎日外出しなくなったら愚痴ばかり言うようになった……などというシーンは、運動系タイプの老害脳が、他の脳番地の老害化を引き起こしていると考えられます。

こうして生み出された脳の老化が、否定的な言動や行動を強めて健康な人の生活をも蝕んでいくとなれば、超高齢化社会に突入している日本は、もっとこの現実と向き合わなければなりません。とりわけ、座位で長時間仕事をしている人は、運動不足を自覚しにくい、気が付くとこのタイプの老害脳になっていることが少なくないはずです。

⑨無自覚タイプの老害脳サイン：指摘されないから問題ないと思い込む

「老害脳タイプ⑨　無自覚タイプ」のところでも述べましたが、自分の「老害脳化」は、自分自身ではなかなか気づけないものです。この無自覚系タイプには、認知症の予備軍、あるいは認知症患者、統合失調症、うつ障害などの精神疾患、さらには、発達障害とその境界群、さらには何十万人ともいわれる引きこもりなども入ります。ですから、年齢に関係なく、無自覚系タイプの「老害脳」的傾向は起こり得るのです。

この無自覚系タイプの共通の問題点を一言で言えば、「病識がないこと」です。

病識があるとは、本人自身が、自分が病気である場合に、それを自覚して認知できる能力があるということです。認知症が進行すれば自ずと病識はなくなります。統合失調症と発達障害の人の一部にも同じような状況が認められます。特に、伝達系タイプの老害脳のように、コミュニケーションの質の部分で、どうしても相手に指摘された自分の欠点を納得できないことが少なくありません。

したがって、もしも自分の病識のない「老害脳化」が怖いなら、年齢を重ねた後も幅広い年代と自由闊達な交流を続けたいなら、何としてでも自らの言動を意識して、伝達系タイプの老害脳にならないように、コミュニケーションを改善していかなければなりません。

加えて、最近はSNS社会、匿名のネット社会です。多くの人がひとときの快感を得るために、芸能人やインフルエンサーにひどいコメントを書き、わざわざ意見の異なる相手を探しては「論破」を楽しんだり、読んでもいない本に悪評を書いたりします。こういうことをするのは、老害脳の伝達系タイプと感情系タイプを併せ持っている人です。

SNSやインターネットという壁を利用して、自分自身の「左脳の老害化」を手軽に満足させようとしている行動なのかもしれませんが、会社ではなくネット空間ですし、ヒエラルキーもありませんから、訴えられでもしない限りすぐに逃げられます。その上、匿名空間なのですから、誰もその行動をいさめてはくれません。

大人の発達障害と老害脳の類似サイン：相手と目を合わせない

ここで、さらに、はた目には「老害」と見えていても、脳の老化とは別の原因であるADHD（注意欠如・多動性障害）、ASD（自閉スペクトラム症）を疑わなければいけない可能性について、述べておきたいと思います。

ADHDやASDは、大人の発達障害の代表的な疾患です。

まず、いわゆる「大人の発達障害」を持つ人は、**「相手と目を合わせない」「キレやすい」「かなり一方的で自己中心的」など老害脳のサインと類似の症状を示します。**詳細については、拙著『大人の発達障害：話し相手の目を3秒以上見つめられない人が読む本』（白秋社）に譲ります。もちろん、加齢に伴って、「老害脳」の症状も強くなり、発達障害の症状も出るので、両者は併存しやすい関係性があります。

ただ、社会人として会社で接しているだけでは分かりにくく、親しくなればなるほど「老害脳」サインに気が付きます。とりわけ、家族は以前から辟易していて、ずっと離れるにはどうしたらよいかを考えて生きてきたと訴える人が後を絶ちません。罪悪感が乏しいケースは、加齢に伴って感情のコントロールが難しくなります。また、物忘れが加速してしまったり、結果として犯罪行為を起こしてしまったりもします。

これが高齢者のケースになると、臨床の現場では認知症と間違えられてしまうケースが多くなるのですが、実際は全く別の脳の病態で起きていることです。認知症と発達障害は脳検査で区別されます。本人は認知症を疑っていたら、実はＡＤＨＤだったことが分かってビックリするケースも珍しくはありません。

もしかすると、周囲から「老害」として捉えられている言動が、実はＡＤＨＤやＡＳＤが原因である場合も想定されます。どちらも一見すると、頑固で、同じような行動を繰り返し、言い聞かせても納得しないという類似の症状が見られるからです。

もっともこの話は複雑で、そうした人に脳の老化が起こらないわけでもないため、どこまでが発達障害由来で、どこからが脳の老化、あるいは本物の「老害」なのか、境界は非常に微妙です。

この項目は以降の内容に特に関係はしませんが、念のため、ひどい「老害」的傾向が現れてしまっているケースでは、発達障害が原因になっている可能性があることも、知識として知っておいてもよさそうです。

誰もが自分の人生を「有意義」だと思いたいし、「善行」を積みたいが……

日々の自分が満たされていていればベストですが、ときにはうまくいかないこともあります。そんなとき、私たちはどうにか自分で自分を励まし、勇気づけてしのいだりします。

そうこうしているうちに、年齢を重ねてくればくるほど、自分の人生、自分の生きた道を「有意義」だと思いたくなるものです。すでに生きてしまった時間を取り戻すことはできませんから、できるだけ過去の行いや結果を、本当は不本意だったとしても、迷いがあったとしても肯定したい、これで良かったんだと思い込みたくなります。私自身も同じです。この「切ない」感覚は、ある程度の年齢にならないと味わえないのかもしれません。

一方で、その「有意義だったと思い込む」仕組みそのものが、他人に対して「老害」となってしまう可能性は、ここまで見てきた通り大いにあります。とすると、**少々切ないこ**

とですが「有意義だったと思いたい」思考こそ、「老害脳化」のソースの一つかもしれません。

そして、やはり年を重ねれば重ねるほど、自分の生きた証を残すため、自分の人生を肯定するために、誰かに優しくしたい、誰かにいいことをしてあげたい、誰かの役に立ちたいと願うようになるものです。これもまた、私自身にも身に覚えがあります。

ただ、こうした願いも、相対化して考えると、「まだ役に立てている自分を確認したい」という欲求から起きていることも否めません。それは、自分が年齢を重ね、老化したことを認める恐怖、あるいは認めたくないがための抵抗なのかもしれません。

問題なのは、他人のために尽くしたいという純粋な気持ちと、自分がまだ必要とされていることを確認したいという欲求が同時に存在することです。つまり、9割は本当に相手のために貢献していても、1割の「自分を認めてほしい」という欲求からくる行動で、受け手に「老害」と見なされることがあります。

さらに厄介なのは、多くの若い人たちは一度「老害」と認定したら最後、その1割の行動だけでなく、相手から得られる情報をほぼ全て拒否してしまうことです。

その結果、本来は有益だったはずの9割の交流も失われてしまいます。そして、1割の「老害」の部分が強調され、その人はますます孤立してしまうでしょう。一方、「老害」と認定した側も、本来なら得られたはずの貴重な知見を逃すことになりかねません。

たとえ多少「老害脳」化してしまっていても、加齢するまでに得た「大切なもの」は、やはり本人には間違いなく「大切なもの」です。またそれは、第三者にとっても価値あるものである可能性が十分あります。このロスを少しでも防ぐために、双方が良い方法を学べるといいと思うのです。

「老害脳」化は避けられませんが、できるだけコントロールしながら、「老益脳」化することを目指してみたい――これが、私の提案です。

これはつまり、高齢化していく社会の英知を、できるかぎり効率よく使用しながら、みんなが幸福度を上げて、楽しく生きていく手段ではないかと思います。私自身も、知らないことをさらに探求し、脳科学的に解釈して提供することで、まだまだより良い社会のために貢献したいと思っているわけです。

第4章

「老害脳」を予防し、回復する脳番地強化テクニック

「老害脳」に陥らないために

普段の生活の中でも実行しやすい簡潔な方法を解説していきましょう。

まさか将来自分が「老害」になんてなるはずがない、という思い込みは、それ自体がすでに「老害」的ですらあります。脳の老化は多くの人がやがて直面します。40代中盤以降、そして私自身もそうですが、自分自身が「老害」加害者になってしまうことを不安に感じていたり、すでに多少その気配を感じていたりするなら「老害脳」化を予防し、脳の若さを回復する脳番地強化のテクニックを実践しましょう。

この本で繰り返してきた通り、脳の老化は一般に起こり得ることです。しかし、「老害脳」化する恐怖を自ら認識できているうちに、良い生活習慣やトレーニングを始めて予防したり、進行を遅らせたり、若々しさを回復したりすることは十分可能です。人によっては、脳が元気なまま天寿を全うできるかもしれません。

脳の老化の症状は、55歳から強まり、65歳くらいで急に加速していきます。ここで紹介するテクニックは、その一般的傾向をできるだけ緩和するためのものです。私が診ている患者の中にも多いのですが、この段階こそが、脳の老化を食い止め、「老害」一直線にならないよう、頑張るべき重要なタイミングです。

では、50歳に満たない人は読まなくていいかというと、そういうことではありません。人によって、脳の老化はもっと早く始まるからです。

①思考系脳番地強化テクニック

意図的に新しいことに取り組む

意図的に新しいことに取り組んでみた中に、もしかしたら多少関心が湧いてくるジャンルもあるかもしれません。少し試してみて、飽きたら止めてもかまいません。脳の健康のためには「この道ひと筋」よりも、あれこれ雑食的にやってみるほうがいいのです。

私がいかに脳科学を研究し、論文を書いて特許を取得し、この世界の進歩に貢献してきたとしても、それはあくまで脳科学の世界でしかありません。池に釣り糸を垂らしてヘラブナをうまく釣ることはできませんし、1980年代から現代までの音楽の変遷の過程もわかりません。そして、ここ数年ほどはテニスラケットも手にしていません。言い換えれば、専門性を究めるために、その他のことは犠牲にして生きているわけです。

これが老害因子を強くする落とし穴になりかねません。私と同じように、普段は専門性の高い仕事をしている人こそ、あえて、意図的に自分の興味とは異なる世界をあれこれのぞいてみることが大切なのです。

思考力にベストな睡眠時間は8時間30分。寝不足はNG

第2章でも「睡眠障害」について触れましたが、睡眠の大切さを改めてお伝えしておきます。個人個人に適した睡眠時間はある程度幅がありますが、それでも平均的には8時間30分がベストで、それより不足するのも、それより過眠気味になるのもおすすめしません。睡眠は細胞レベルでの回復のために取るもので、その質は脳細胞の状態にも直結します。

私が、自分自身を例に研究した結果を述べますと、7時間30分くらいが日中も眠気に襲われず、マルチタスクの能力も冴え渡ってベストなのですが、これが7時間前後になると、時折昼間に眠気がやってきます。さらに、30〜50歳の頃は、今の半分ほどの仕事量で平均6時間睡眠だったのですが、むしろ現在の8時間30分睡眠のほうが、日中の活動時間が短くなっているにもかかわらず無駄な時間がなくなり、処理速度が速まり、情報処理量が増えています。つまり、長時間×ダラダラ＝睡眠時間を削って仕事をするよりも、短時間×高クオリティ＝ベストな睡眠時間を取って残りの時間の密度を上げたほうがいい、ということです。

②感情系脳番地強化テクニック

自分で自分をほめる

ここまではどちらかというと反省的で、セルフコントロールが必要な内容が多かったのですが、ここでは「自分で自分をほめる」ことの大切さを述べておきたいと思います。

脳が老化し、「老害脳」になると、基本は誰かにほめられたいのです。しかし、子どもの頃の自分を手放しでほめてくれた親のような存在は、もう記憶の中にしかいません。

そして欲求がかなわず、やがては権力や地位をかさに無理に押し通そうとして他人を傷つけたり、客の立場を利用してカスタマーハラスメントを働いたりしてしまいます。

そんな自分について、自分で反省するのも難しく、ある意味ではつらいことです。気分も暗くなります。しかし、他人の手を借りず、迷惑もかけずに、自分で自分をほめられれば、この動きは緩和できるのです。

オランダで行われている、センテナリアン（100歳以上の人のこと）の研究では、100歳を超えて元気な人々の性格はおおらかでフレンドリーでくよくよせずに前向きなのだと指摘しています。

そして、私の知っている、脳の健康な高齢者も一様に自己肯定的で、自分で自分を愛する方法を会得しています。だからこそセンテナリアンのようにいつまでも成長し続け、頭に新鮮な体験や情報を入れ続けられるのです。

自分で自分をほめるのは少し気恥ずかしいかもしれませんが、まずは自分で、自分のいいところを10個リストアップしてみましょう。可能ならさらに10個挙げてみましょう。そして、定期的に振り返りながら自分をほめてみます。

その際のポイントは、すでに完全に終わった実績、10割完了したことではなく、8〜9割はうまく行っているがまだ完成を見ていない内容をできるだけ入れることです。

過去の栄光を振り返るだけではなく、未完成ながらもよくここまで来た、あと少し頑張ろう、残りも必ずできる……と思えれば、さらに学びを受け入れ、脳を若く保つことができるはずです。

買ったことのないものを買ってみる、「推し活」をする

今さら勉強というのも……と考える方におすすめしたいのは、「買ったことのないもの」、あるいは「しばらく買っていなかったもの」を買ってみるという行動です。

典型は洋服です。加齢していくと一般に外見に興味がなくなっていきます。後でも述べますが、人付き合いや異性への関心が減少することとも関係しているでしょう。楽で機能的で安い服ばかり、しかもよほど着られなくなるまではそのままです。

医師としてさまざまな患者と接していますが、外見に無頓着な人と脳の老化には相関関

係があると考えざるを得ません。ということは、逆に考えると、無理にでも新しい服、自分を素敵に見せる服、「よそいき」の服を買って着てみるだけで、脳は活性化されます。

服に限りません。最近お金を出して買っていなかったものの典型は音楽でしょう。そこで、現在のランキングで人気のある楽曲を上から順に聴いてみてはどうでしょう。その中にもし気に入った曲があったら、歌詞も覚え、実際に歌ってみます。体を使い、視聴覚を刺激することで、脳の動きが全体的に活発になります。

近年私は脳の健康の観点から「推し活」（アイドルや俳優、さらにはインフルエンサーなど、応援する特定の人を作って積極的に活動すること）をおすすめしています。応援の対象が生まれることで新しい体験を呼び込み、受け入れやすくなります。マネをしてみたい、同じ体験をしてみたいという意欲がわくからです。同じファン同士との交流も生まれると、さらに積極的になれます。こうすることで間違いなく「老害脳」から遠ざかることができるでしょう。

③記憶系脳番地強化テクニック

知らない情報にわざと接する

55歳になっても、65歳になっても、知らないことはあります。というより、あって当然です。しかし脳が老化していけばいくほど知らない情報を受け入れず、除外するようになっていき、そのせいでますます受け入れられなくなる悪循環に陥ります。その先にあるのは知らない情報の否定、軽視です。

そこでまずおすすめしたいのは、知らない情報に出合ったら少しでもいいので深掘りすること、そして知らない情報に接する機会をわざと増やすことです。

1日5分でかまいません。最も簡単なのは、ネットニュースのように見る人の好みで表示が編集されていない、新聞や雑誌の類いです。そこに載っている情報はニーズがあるからこそで、たまたま知らなかったなら新しい情報を仕入れるいい機会です。

自分の知らないジャンル、知らない世界で何が起きているのか、その背景とは、共通点や今までとの違いとは……こんなことを1日数分考えるだけで興味が興味を呼び、脳はどんどん「老害」から遠ざかっていきます。

その際、わざと全く無関係、無縁のジャンルに触れてみる方法も有効です。たとえば今回書店でたまたま本書を手に取っていただいたのは「老害」に興味があったからだと思うのですが、反対に全く興味がわかないジャンルの本を、週に1回でも立ち読みしてみてください。スペイン語でも、園芸でも、女性誌(男性誌)でも、詩でも、会計や税務でもかまいません。人生で触れたことのないジャンルを片っ端から斜め読みしてみてください。それだけで刺激は受けられます。

前日寝るまでに、翌日の午前中何をするか予定を立てておく

退職や環境の変化で家から外に出なくなると、途端に脳の老化は進行します。翌日に何もすることがない、思いつかない、考えてもいなかった……ということでは、「老害」まっしぐらです。現役世代でも、せっかくの連休や、年末年始・夏休みの長期休暇を結局何もしないまま過ごしてしまった、というのはよくある話ですが、やがて生活の中でそうした

流れがパターン化していき、刺激が少ない状態が当たり前になってしまいます。

そこで、毎晩寝る前に、せめて翌日の午前中に何をするのか、予定を立ててみましょう。できれば複数立て、種類の異なる予定を組み合わせる（運動する＋学ぶ＋楽しむ、など）といいでしょう。その中に、意図的に「未経験のこと、新しいこと」を組み込むと効果が高まります。

④伝達系脳番地強化テクニック

上品な言葉を使う

自分自身が「老害」化しているかどうかはわかりにくいものですが、「老害脳」化している人は、言葉によって他者に暴力的な態度をとる傾向が往々にしてあります。

ポイントは、攻撃を行うとき、どうしてもスイッチが入ってしまうと、汚い言葉や暴言をまき散らしてしまうことです。

まず、もし周囲に信頼できる人がいるなら、そうした言動を自分が取っていないかどうか確認してみましょう。最近部下や年少者への当たりがキツくなっていると指摘されたなら、それは「老害」進行の重要なサインです。

一方で、品のいい言葉、丁寧な言葉を使うように心がけると、自分で話している言葉が自分の脳に良い刺激を与え、脳の老化を食い止める効果が期待できそうです。しかし、そう心がけていてもつい暴言が出てしまうようになったら危険サインです。

同世代との関係を上手に活用する

やはり安心する人間関係は、より近い世代、典型的には同窓会に代表される同世代でしょう。

私は、たとえば同窓会ならばこんな風に活用できるのではないかと思います。

久しぶりに同窓会に出かけました。同級生たちは（当然ですが）一様に年齢を重ねていて、中にはすっかり「老害」のようになってしまった人も見受けられます。

その姿を見て、気を引き締めましょう。他人事ではなく、もしかしたらあなた自身がそうなっていたかもしれないからです。

より踏み込んで会話してみましょう。

もしも同級生の中にすっかり頭が固くなり、文句ばかり言っている「老害」が増えているのなら、結局は十把一絡げであって、より若い世代からは自分自身も「そんな感じの集団」の一人として見られる年齢になっているということです。

同級生の中で比較することは、少なくとも自分が新しい関心を持って情報を受け入れ、さまざまな人と交流し、人をバカにしたり攻撃したりせずに暮らしているか、振り返るいい機会になります。人の「老害」を見て我が「老害」直せ、ではありませんが、ある意味では、自分の現在位置、座標を定点的にモニタリングできるわけです。自分自身の「老害」進行を、有無を言わさず客観視できるいいチャンスになります。

⑤理解系脳番地強化テクニック

「なぜ？」という、子どものような疑問の持ち方を思い出す

重要なのは、「なぜなの？」「どうしてそうなるの？」という、子どものようにシンプルな疑問の持ち方を思い出し、キープすることです。

誰もが子どもの頃は、なぜ空は青いのか、なぜ昼がやがて夜になり、また朝が来るのか、テレビはなぜ映るのか……こんな形でシンプルな興味を抱いていたでしょう。これもまた、年齢を重ねて自分で人生を選択し、進む道が決まっていけばいくほど、失われていく感覚です。

私はあえて今の子どもが学んでいる教科書を取り寄せ、読んでみたことがあります。すると、子どもの頃は良い成績を取るため、あるいは受験のために必死で覚えたような内容に、むしろ新鮮な気持ちで接することができて、とても有意義な体験となりました。

同時に、子どもの頃、学べば学ぶほど成長できた感覚も思い出せました。成長する際の

頭の使い方を再度体験できたことは、自分自身を若く保つことができる重要な要素になり、同時に脳の老化を防ぐことにもなるわけです。

おすすめは語学です。脳に対して音声的に新しい要素が刻まれ始めることもいいですし、単語や文法には法則性や意味が存在しているため、学習が進めば進むほど、脳のしばらく使っていなかった部分が刺激されます。

外国語が苦手なら、流行語を追いかけるだけでもいいでしょう。現代用語を解説した本や、インターネット検索サイトの検索語ランキングなど、自分の知らなそうなキーワードが集まっている場所に目星をつけ、時間が少しできたら上からつぶしてみるだけでいいのです。今はスマホさえあればほとんどのことができる時代ですから、新しい疑問のシャワーをどんどん浴びて、すぐに脳を活性化させられます。

⑥聴覚系脳番地強化テクニック

他人と話す

テクニックと言うほどでもない単純な話ですが、もしあなたが、家族などよく知っている人以外としゃべったり、あいさつを交わしたりといったことを1週間に1回もしていなかったら、ほぼ「老害」に向かって一直線です。なぜなら、人の声を生で聞いていないので、聴覚系脳番地はどんどん衰えていくからです。人に向かって声を出さないので自分の声もほとんど聞くことがなくなります。

同様に、会う人が常に同じ、所属しているコミュニティに変化がない、異性とコミュニケーションを取る機会がない……なども危険サインです。

拙著『一生頭がよくなり続ける すごい脳の使い方』(サンマーク出版)で詳しく述べたのですが、要するにより開放型で学んでいくこと、新しい学びや新しい仕事、新しいチャレンジの要素を保つことが大切です。そして、それができている人は間違いなく今まで会ったことのない人と持続的に話し、新しいコミュニティに属しています。確かに、高齢になって以降、見ず知らずの関係をゼロから作っていくことは苦痛で面倒だと感じる人は増えていきます。ただし、そう感じることこそが脳の老化の典型的な現象なのだとしたら、認識は変わってくるのではないでしょうか。

よりハードルが低いのは、知らない人でも、まだ「老害脳」化していない素敵な年上の人を見つけ、頼ることです。年上ならば自分が劣っていても当たり前だと思えますし、受け入れやすいでしょう。

次に、知らない人で、自分よりも年代が下の人と、共通の話題や関心事を切り口に仲良くなることを目指しましょう。最新の話題や「推し活」が良い共通点になります。たとえ20歳、30歳年下であろうと、あるジャンル、ある情報や知見では、自分以上に実績や経験があるかもしれません。そういう人を尊敬し、学べるようになると世界は広がりますし、脳もフレッシュさを維持できます。

付け加えるなら、異性を意識し、未知の異性と積極的にコミュニケーションを取る人は、一般に脳の若さを保ちやすいでしょう。80代の高齢者でも、公園や高齢者施設で新しい異性の知り合いを複数作り、楽しい時間を過ごせている……などという人をときどき見かけますが、一様に元気ですし、会話を合わせ、気づかいをする力、あえて俗っぽく言えば相手の気を引く力が衰えていません。

それと同時に、こうした新しい人間関係から、さらに新しい情報を得ているからこそ脳の老化を防げているのでしょう。つまり、うまい循環ができているというわけです。

いきなり他人と関係を持つことが難しいなら、SNSを活用することも考えてみましょう。

SNSの普及が脳の老化を加速させるリスクについてはすでに触れた通りですが、むしろ効果的に活用することもできます。まずSNSの仕組みや雰囲気に触れるだけでも脳を刺激されますし、あえて知り合いを作らずとも、自分とは立ち位置や属性、考え方の違う人をフォローすることで、さまざまなものの見方、考え方に触れられるからです。

無論、そうしたケースで相手にかみつき、反論し始めるような人は間違いなく「老害」を疑ったほうがいいでしょう。

⑦視覚系脳番地強化テクニック

好きなジャンルの情報をアップデートし、世界標準と比較する

情報のアップデートのためには、視覚系、聴覚系を使って情報を収集する必要がありま す。ときには、行動して情報を取りにいかなければなりません。

新しいジャンルへの関心を持てないのであれば、今まで継続して関心を持ってきたジャンルの情報が、果たして現時点で最新のものなのかを検証し、そうでなければ調べてアップデートすることをおすすめします。

一時的に何らかの分野にはまって、満足してしまうと、その先の情報を追いかけなくなることは往々にしてあります。その「自分は一通り学んだので、たいていのことは知っている」という感覚が、アップデートの意欲を鈍らせるのです。

たとえば、もし応援しているスポーツ選手が、メジャーリーグやヨーロッパのサッカーリーグに進出したとしましょう。とても興奮して、どんなチームなのか、どんなリーグな

のか、ライバルと目されるのは誰なのか、これまでの成績や歴史はどうなっているのか、ホームタウンはどんな街なのか、試合はどうすれば見られるのか、実際に日本から応援に出かけたら費用や時間はどのくらいかかるのか、観戦や応援にまつわる外国語にはどんなフレーズがあるのか、そうした知識を現地語で仕入れるためにはどうすればいいのか……などなど、急に未知の情報を仕入れようと頑張るはずです。これこそ、最新の情報にアップデートする良い契機を作れている証拠です。

またこの例のように、自分の知識や常識を、最新の世界の常識、海外で流通している情報と比較してみることも刺激的です。私は画像診断やそのための医療機器の専門家ですが、この分野は欧米が常にリードしています。そこで自分の情報や知識が最新のものについていけているかどうか、世界標準から遅れていないか、常時チェックすることが重要です。新しい情報や知見があれば、当然アップデートしていきます。

同じようなことを、皆さんそれぞれの得意なジャンル、専門分野で試してみてください。脳の老化も防げ、仕事における自分の競争力も維持できます。

⑧運動系脳番地強化テクニック

口を動かし声を出す習慣を身につける

運動系脳番地を活性化させるために、普段から実践できるちょっとした習慣の例を紹介します。

★朝起きたら3分以内に言葉を発する

家族の間や一人暮らしでは、朝起きても声を発しないということもあり得るでしょう。テレビに向かってひとり言を放ってでもいいので、実際に声を発してみます。聴覚系が刺激されて脳が活性化しますし、頭が覚醒してその後の時間を有効に使えるようになります。

★しりとりをする

大人同士では簡単すぎるなら、テーマやしばりを決めるといいでしょう。言葉を考え、選択し、勝負がつくという流れは、老化が進むと使わなくなる脳番地を刺激するいい習慣です。

★毎日一文の音読をする

私がもしも同世代より多少脳の老化に抵抗できているのだとすれば、それは「声を出す仕事をしている」おかげかもしれません。毎日8〜9時間診察をしますので、患者との会話は欠かせません。以前教壇に立っていたときも、1コマ90分、ほぼしゃべりっぱなしです。一方、一般の生活ではここまで声を出すことはないかもしれません。どうかすると、ゲームばかりしている10代の子どもは、全くしゃべらないこともあるでしょう。

声を出す機会がなかなかないなら、本を音読するといいでしょう。目にした文字を声に出すことで、視覚系、聴覚系、伝達系など複数の脳番地と口の動きを同時に鍛えられます。

特に、助詞を他の言葉よりも高い声で強調して読むだけで、聴覚系、記憶系をもっと刺激できます。詳しい手法は、拙著『一日一文読むだけで記憶力が上がる！　おとなの音読』（きずな出版）にまとめましたので、参考にしてみてください。

規則正しい生活＋午前中の活動量アップ

基本的には、規則正しい生活は全てにおいてプラスです。

★午前9時までには起き、できるだけ午前中の活動量を上げる

遅くとも午前9時までには覚醒し、午前中に動きを入れるようにすると、引き続き1日の活動量も上がります。特に、午前中に自分の時間を比較的自由に使える人や、そのような時間がある際には、個人的な好みの動きを入れてみるのが良いでしょう。たとえば、マッサージの予約を入れるなら午前にする、というのはとてもおすすめできます。こりをほぐしてもらいリラックスすること自体にもプラスの効果があり、しかも午前中から動けるので一挙両得です。

★運動も午前中、毎日少しずつがベスト

運動も脳の回復に役立ちます。そして、ここまで見てきたように午前中にするよう習慣づけるとベストです。

ポイントは、数日おきに強い運動をするくらいなら、軽くてもいいので毎日運動をすること。言い換えれば、毎日持続できるレベルの有酸素運動を習慣化しましょう。これはアスリートなら半ば常識です。1日動かなければその回復には1日以上かかる、というわけです。

運動量は軽めでいいのです。私は午前中、毎日5キロ弱歩いています。不思議なもので毎日歩いていると、5キロ程度ではほとんど負担を感じなくなってきます。しかしここで距離を伸ばした結果毎日動けなくなるくらいなら、余裕を持てる強度で続けることを優先してください。最初は習慣化のほうが重要ですから、1〜2キロでも全くかまいません。そして、運動と他の予定(買い物、学びなど)をセットにしてみると、より効果的です。ウォーキングに限らず、バットやゴルフクラブの素振りでも、サッカーボールのリフティングでもいいのです。朝に動けるようになると、脳や体に酸素が回ってその後の仕事に真っすぐ

に向かっていけると感じられるでしょう。また、同じ負荷の運動を毎日続けることで横の比較ができ、今日の自分の調子を自分自身の感覚でモニタリングできるようにもなります。

一定の運動強度を許容できるようになると、ある意味ではストレスに対する許容量も並行して増えていきます。嫌なことがあるとついネガティブな反応をしてしまうものですが、その限界値が上がる感覚を持てるようになるのです。

第5章

「老害脳」から自分を守る脳番地テクニック

「老害」に苦しまないために身をかわし、傷を癒やすテクニック

第4章では、自身の「老害脳」化を予防するためのテクニックをお伝えしましたが、この章では、「老害」の被害を回避する、あるいは被害を和らげるにはどうしたらいいのかについて、具体的な方法をお伝えします。

まず、今まさに「老害」の被害を受けている人に強くおすすめしたいのは、**自分の置かれている状況を冷静に把握し、客観視することです。**

なぜなら、それができていないとネガティブな状況に飲み込まれてしまい、メンタルを傷つけてしまう危険が大きいからです。

初めは「老害脳」に出会ったときの、自分を守るテクニックとして、すぐに使え、自分のみで対処できる「受け身」的な方法から身に付け、態勢を立て直しましょう。その上で「老害」を上手に無害化し、さらに「益」に変えられるテクニックを身に付ければ、マイナスをプラスに転じることもできます。

それでは、私たちが「老害脳」に立ち向かうための実用的かつ脳科学的なテクニックを、簡潔に、普段の生活の中でも実行しやすい形で解説していきましょう。

①思考系脳番地テクニック

「老害」に狙われるあなたは、むしろ自尊心が高く価値があると考える

思考系タイプの「老害脳」の人は、新しいものや未知のものに否定的で、自己肯定感を守るために他者を否定したり、攻撃したりすることがあります。彼らの攻撃対象になるのは辛いかもしれませんが、一方で、なぜわざわざあなたを狙って攻撃してくるのでしょうか？

それは、あなたには「老害」がついつい攻撃したくなるほどの、高い自尊心や能力があるからです。あるいは、あなたには攻撃する価値があると感じているのかもしれません。

「老害」は、自分の立場や権力を最大限に活用して、攻撃に値する相手を選ぶものです。どうでもいい相手や、もともと弱っている相手を狙うとかえって自らの価値を下げかねま

せん。かといって反撃を食らっても困ります。

このようなタイプに対処するには、自分自身が価値のある存在であることを再確認し、自己肯定感を高めることが重要です。

つまり、あなたは彼らに、価値がある人間、気に障るくらい能力のある存在で、今のうちに芽を摘んでおきたいと考えられているわけです。あるいは、彼らの視点では、「あいつは鍛えがいがある」とか、「あいつの悪いところを今のうちにオレが直してやらないと」と考えているのかもしれません。

②感情系脳番地テクニック

普段から相手を笑わせ、ほめる

感情系タイプの「老害脳」の人は、感情のコントロールが難しく、怒りっぽくなることがあります。

これは、彼らが他者の関心を引きたいという欲求を持っているからです。

そんな彼らにおすすめの対処法は、普段から相手を笑わせ、ほめたりすることです。「老害」と呼ばれる行動は、そこに自分という存在がいることに気づいてほしい、自分の価値を忘れないでいてほしいという願いから来ているのです。

何か言われたら笑顔で接し、「おお〜」「ああ、そうなんですね〜」「へぇ〜、すごいですね」などと、ポジティブで少し大げさなリアクションを心がけましょう。これはビジネスマナーにあるような、「最後にポジティブな印象を残す」や、「必ずほめて終わる」といった方法に似ています。

子どもをほめて伸ばすのと同様、「老害脳」の人々もほめられれば落ち着きます。最初はなかなか難しいかもしれませんが、彼らの特徴を把握し、「ほめポイント」をリストアップしておき、反応を見ながら使い分けるだけで十分です。相手が1人なら、そこまで大きな手間にもなりません。

こうなってくると、「老害」側には、攻撃対象の相手に、自分との共通点があると認識し始めます。すると、嫌がらせや攻撃をすることで自尊心を満たすための対象からは外れやすくなってきます。

③記憶系脳番地テクニック

「老害」の姿を正しく知るために情報を集める

記憶系タイプの「老害脳」は、長期記憶に頼り、自分の考えを正しいと信じて疑わない傾向があります。このような人に対処するためには、彼らの行動パターンや価値観を理解するための情報を集めることが大切です。いわゆるプロファイリングです。

収集すべき情報は次に集約されます。

・出身地や家族構成、家庭の問題、趣味などの個人的な情報や嗜好
・社内でのキャリア、得意分野やこだわり
・その人にとって特別な出来事、背景、成功体験や失敗体験、人生の転機など
・どのような「老害」的行動をとる傾向があるか
・それが個人のプロフィールとどう関連しているか

直接本人から話を聞くのは難しいことが多いため、まずは周囲の人から情報を集めると良いでしょう。あなたが被害を受けていることに共感してくれる人もいるかもしれませんので、そのような人に状況を伝えつつ接近するのも一つの手です。このような行動は、あなた自身を守ることにもつながります。

集めた情報をもとに、その人がどんな「老害」行為をしがちなのか、どんな話題を強調し、どんなこだわりや「地雷」があるのか、どんなフレーズや論理を繰り返すのかを分析してみましょう。そうすることで、その人が固執している内容が見えてきます。

被害を受けている中で毎日顔を合わせるのは辛いかもしれませんが、情報を集めるために会社に行き、「老害」との情報戦に勝つのだと考えることで、日々を戦略的に過ごせるようになってくるはずです。

④伝達系脳番地テクニック

「老害」してくる人を「かわいそうな人」または「かわいい人」に変換してみる

伝達系タイプの「老害脳」の人は、しばしば昔話や自慢話を繰り返し、自分の優位性を示すことで自己肯定感を得ようとします。このようなタイプの人は、「かわいそうな人」や「かわいい人」として理解することがこちらの感情的な負担を軽減するのに有効です。

なぜなら、彼らはそうすることでしか自分を保てない「かわいそうな人」であり、必死に自分を守ろうとする「かわいい人」でもあるからです。彼らがあなたに「老害」をおよぼすのは、たまたま今の状況でそうしているだけで、その目的はあなたを傷つけることではなく、自分のコンプレックスを癒すことにあります。さらに言えば、彼らの攻撃的な行動は、「私は成長が止まり、もう伸びしろがありません」と周囲に示しているようなものです。

「聞いていますよ」＋「具体的な対処」で防御する

伝達系タイプの「老害脳」の人は、自分の話を聞いてもらうことで自己肯定感を得ようとします。このタイプに対処するためには、まず「聞いていますよ」という姿勢を示し、具体的な対処を行おうとすることが効果的です。傾聴の姿勢を取り、相手の話を受け止めた上で、何かしらの具体的な対応を示すことが重要なのです。

皮肉にも、国会の審議で見られる「官僚答弁」や「霞が関話法」と呼ばれるテクニックは、こうした場面で参考になります。官僚は、政治家から無理難題を突きつけられても、決して興奮したり怒ったりせず、次のような丁寧な言い回しで対応します。

「先生のご発言、非常に貴重なご指摘でした。今後もさまざまな声をお聞きしながら、引き続き検討、研究を重ねてまいります」

このように、全てを受け取ったかのように見せかけながら、実際には何も具体的に約束していないのです。相手の発言内容を必ずしも実行する必要はなく、まずは防御のために言動と態度を示すことが大切です。

この段階を無視して相手に直接対抗すると、全面拒否や対立を招き、摩擦や被害が大きくなります。まずは相手の話をしっかりと聞き、形式的でも具体的なアクションを示すことで、相手の自己肯定感を満たし、被害を和らげることができます。

情報量を制限してシンプルな話し方をする

脳が老化すると、多くの情報を処理するのが往々にして難しくなります。注意力が低下し、狭まっていくため、話のポイントや重要な論点を見失いやすくなります。その結果、若い頃にはできていた、大量の情報をもとに論理的に最適な解決策を見つけることが苦手になります。これにより、頭の中が「消化不良」を起こし、話の途中で拒否反応を示したり、重要でないことにこだわったりすることがあります。伝達系タイプの「老害脳」の場合は、物事を、長期記憶に定着した自分に都合の良い情報ばかりに結び付けて、自慢話や昔話として一方的に話すことが多くなります。

このような「老害」に対処するためには、一度に与える情報をできるだけ少なくし、整理してシンプルに話すことが重要です。また、相手からの質問には簡潔に答えを返しながら会話を進めると良いでしょう。彼らが情報を処理しやすい形で伝えることで、混乱を避け、スムーズなコミュニケーションが可能になります。

⑤理解系脳番地テクニック

「老害」行為は「SOSサイン」だと考える

理解系タイプの「老害脳」は、しばしば文句や小言が多く、いじわるなクレーマーのように振る舞います。しかし、これらの行動は実際には「SOSサイン」であることが多いです。

なぜなら、「老害」的な行動をやめられない人は、脳の老化が進んでいることを無意識に伝えようとしているからです。つまり、「私を助けてください」と叫んでいるのです。

例えば、店先や交通機関などの公共の場で、店員や職員に対して高飛車な態度を取るのがこのタイプの特徴です。彼らは本当に店に文句を言いたいわけでも、電車の遅れを責めたいわけでもありません。ただ、脳の老化により孤立感や疎外感が強まり、自分を主張する機会があるとそれに飛びついてしまうのです。これは、2～3歳の子どもが、お母さんに対して何をされても嫌がりながらも、本当は面倒を見てほしいと訴えている状況に似ています。つまり、「老害」は、もう受けられない「無償の愛」を求める行動に似ていると言えるでしょう。彼らの行動をそのように捉えることで、より共感的な対応ができるようになり、結果としてコミュニケーションが円滑になります。

「老害」行為を受けてもネガティブになりすぎない

他のタイプの「老害脳」にも共通することですが、ここでお伝えしたいのは、「老害」による被害を受けても、過度にネガティブにならないことが重要だということです。

彼らの行動は「SOSサイン」であり、本当の理由はあなたが悪いわけでも、あなたを傷つけたいわけでもありません。

特に、クレームを入れてくるタイプの「老害脳」に対しては、今の状況を「老害征服ゲーム」として考えてみると効果的です。これはあくまで「ゲーム」であり、「老害」は攻略すべきボスです。この章で紹介するテクニックをうまく組み合わせることで、意外と簡単にクリアできることもありますし、場合によっては彼らを味方にして、良い方向に動いてもらえるようになることも可能かもしれません。このように考えるだけで、少し気持ちが楽になり、冷静になれるのではないでしょうか？　あとは、状況に応じて、この章のテクニックを一つずつ試してみてください。

⑥聴覚系脳番地テクニック

まずは相手の話を聞き、受け入れた方が発火しにくい

聴覚タイプの「老害脳」は、相手の話を聞かずに説教やアドバイスをしてくることがよくあります。そんな「老害」に対しては、まず相手の話をしっかりと聞き、受け入れる姿勢を示すことが重要です。

特に、普段接することのない「老害」に偶然遭遇してしまった場合は注意が必要です。相手が感情的になっているときに無理に冷静にさせようとすると、逆効果になることがあります。まずは相手の気が済むまで話を聞き、自然に落ち着くのを待つ方が良いでしょう。なぜなら、一度感情が高ぶってしまうと、無理に止めようとすると逆に勢いが増してしまうからです。

また、彼らは「SOSサイン」を出しているつもりなので、その声をしっかりと聞いているという姿勢を示すことで、結果的に早く落ち着かせることができます。

相手が攻撃的になった場合でも、その人が疲れるまで、刺激的な反応を避けつつ受け流すのが良いのです。「老害」側はやがて限界が来ると、「話を聞いてもらえた＝無償の愛を得た」と自ら納得し始めます。この段階に達すると、ある程度の満足感が生まれています。

まずは受け入れる姿勢を示すことが大切です。

聞いてあげる相手になる

繰り返しにはなりますが、「聞いてあげること」は非常に重要です。人は誰でも、自分の話を聞いてくれるかどうかで相手を判断します。特に、長い話でも嫌な顔をせずに聞いてくれる人は、とても大切な存在です。たとえ「老害」の話であっても、嫌な顔をせずに聞くのは難しいかもしれませんが、逆に考えてみると、話を最後まで聞かない人は敵と見なされるリスクが高いです。ですから、この点には注意した方が良いでしょう。

話の結論やオチがどこにあるのかを見極めつつ、そこに至る前に口を挟まないようにするだけで、実は状況はかなり改善されます。

⑦視覚系脳番地テクニック

相手が落ち着いているタイミングを見計らう

視覚系タイプの「老害脳」は、事前の知識が認識のゆがみを生み出し、そのために偉そうに振る舞ったり他人を見下したりすることがあります。こうした人々には、彼らが落ち着いているときに接するのが効果的です。

脳が老化すると、同時に複数のことを考えたり、多くの情報を処理したりするのが難しくなり、認識のゆがみがさらに強まることがあります。そのため、彼らが落ち着いていないときに急に大量の情報を伝えたり、即座に判断を求めたりするのは避けた方が良いでしょう。そうしないと、正しい判断ができず、混乱してイライラしたり怒り出したりする可能性があります。

自分の都合だけで話を持ち込むのは得策ではありません。相手が落ち着いているときを見計らい、事前に何度か予告をしておくことで、受け入れやすい状況を整えてから接していくのが良いでしょう。

⑧運動系脳番地テクニック

共通点を認識させる

運動系・無視系タイプの「老害脳」の人は、保守的であまり物事に関心を持たない傾向があります。このようなタイプの人には、共通点を見つけることが効果的です。

相手のプロフィールを知る中で、共感できる点や共通の経験があれば、それを話題にしてみましょう。たとえば、スポーツや出身地の話題など、どんなことでも構いません。もし共通点が見つからない場合は、あえてそれを作り出し、教えてほしいという姿勢を見せると良いでしょう。たとえ相手がこちらの聞いていないことを延々と話すことがあったとしても、こうした関係を築くことで、仮に彼らが攻撃的な「老害」に変わった場合でも、攻撃の対象になりにくくなります。

共通点を見つけて強調することは、有効な手段です。人は自分と似ている部分がある相手に対して、自然と好意的な印象を持ちます。共通の話題や興味を見つけることで、彼らとの距離を縮め、協力的な関係を築くことが可能です。

「老害」行為が繰り返される場合は、複数人で対応する

定期的に問題行動を繰り返す人とは、できるだけ一対一の状況を避け、誰かを間に入れることが重要です。これは、問題行動がエスカレートするのを防ぐためであり、万が一状況が悪化したときの安全策にもなります。一般的に、場にいる人数が増えるほど「老害」は和らぐ傾向があります。また、複数人で対応することで、問題行動を起こす人が孤立せずに済みます。周囲の人たちが状況を把握し、言語化する手助けをしてくれるからです。

たとえば、いつもひどいクレームを付けてくる顧客と面会する場合や、突然怒り出した顧客に対応する際には、できるだけ複数人で対応するようにしましょう。そうすることで、状況が改善されたり、円満に解決したりする可能性が高まります。さらに、一人は顧客の

話をじっくり聞いて共感を示し、もう一人はそれを認めつつもルールを説明する、といったように役割を分担することができます。

これまでの対処法がうまくいかない場合、あるいは、ストレスが過度に大きい場合は、可能な限り距離を置く

もし、職場や組織にいること自体が強いストレスとなり、心身に悪影響を及ぼしているのであれば、思い切ってその場を離れることを検討してみてください。会社を離れることは収入の問題を伴うかもしれませんし、企業内で異動を願い出ることも話題になる可能性はあります。しかし、健康な体や精神の方がずっと重要なことは言うまでもありません。細かい対処法が効果を発揮しない状況であれば、まずは離れることを優先しましょう。また、離れることを決意した場合は、ハラスメントなどを理由に抵抗し、司法の場に持ち込むことも考えられます。その際には、「老害」が第三者にもハラスメントとして認定されるよう、客観的な証拠を冷静に集めておくと後々有利になるでしょう。

あとがき　30歳サバを読んで、毎日を生きる

この本は、私自身への今後の生きる指針と考えて、書きました。これまであまり述べてこなかった内容です。脳の老化から「老害」を捉えることで、今起きているさまざまな問題の遠因、そして解決の糸口までもが、霧が晴れるように見えてきたと感じています。

40代、50代は、毎朝目覚めると28歳と思って生活していました。

ところが、改めて振り返ると実年齢が60歳を超えています。

本書でも紹介した、１００歳を越えても健康で生き生きしているセンテナリアンたちは街で出会っても80歳ほどにしか見えないそうです。つまり20歳以上も若く見えるのです。

これから私は、30歳サバを読んで生きていきたいと思います。若い頃から、サバ缶が好きでよく食べてきたので、許されるかもしれません。

この30年近く、残念ながら私たちの暮らしている日本は停滞し、あるいは劣化していることは否めません。長年停滞しているとそのことに慣れてしまい、なかなかポジティブな話題を見いだせないまま、ただ時間が過ぎているると感じます。そうこうしているうちに世界の動きに遅れていく状況を見て、歯がゆい思いをしているのは私だけではないでしょう。

これからの社会を明るくポジティブなものにしていくには、できるだけみんなでお互いの脳を老化させず、「老害」を与えず、「老害脳」にならないことが大切です。そうすれば、みんなが学び続け、互いを尊敬しながら成長を続けられ、経済的にも、そして文化的にも豊かで楽しい日本を、再び作ることができるのではないでしょうか。

「老害脳」について考えを巡らすチャンスを得たことが私にはとても目新しく新鮮で、そのこと自体が、私自身の脳の老化を食い止めてくれたことは間違いなさそうです。

私に気づきと思考の機会を与えてくださった、株式会社ディスカヴァー・トゥエンティワンの舘瑞恵さん、野村美空さんに、心からお礼を申し上げます。

私自身が科学者、医師として、そして毎年年齢を重ねていく一人の人間として、脳の老化と戦い、「老害脳」にならないよう戦っている姿を思い浮かべていただければ、そしてそれが多少なりとも、読者の皆さんのご理解の助けになれば幸いです。
願わくは、読者の皆さんへの刺激と、「老害」から身を守りつつ脳を若く保つきっかけになってくれれば嬉しく思います。

2024年　9月吉日

加藤プラチナクリニック院長
脳内科医・医学博士
加藤　俊徳

第４章

・加藤俊徳．脳科学的観点からのカスタマーハラスメント．情報の科学と技術．2020-10-01,70（10），505-510一般社団法人 情報科学技術協会 doi.org/10.18919/jkg.70.10_505.

・『一生頭がよくなり続ける すごい脳の使い方』加藤俊徳著、サンマーク出版

・『アタマがみるみるシャープになる！脳の強化書』加藤俊徳著、あさ出版

・『1万人の脳を見た名医が教える　好奇心脳』加藤俊徳著、プレジデント社

・『１日１文読むだけで記憶力が上がる！おとなの音読』加藤俊徳著、きずな出版

第3章

- 『「名前が出てこない」「忘れっぽくなった」人のお助けBOOK』加藤俊徳著、主婦の友社
- 『「めんどくさい」がなくなる脳』加藤俊徳著、SBクリエイティブ
- 『高学歴なのになぜ人とうまくいかないのか』加藤俊徳著、PHP新書
- Kato T, Kamei A, Takashima S, Ozaki T. (1993) Human visual cortical function during photic stimulation monitoring by means of near-infrared spectroscopy. J Cereb Blood Flow Metab. 1993, 13, 516-520. doi:10.1038/jcbfm.1993.66.
- Kato T. (2006) Apparatus for evaluating biological function. U.S. Patent No 7,065,392 (Washington, DC: U.S. Patent and Trademark Office)
- Kato T. (2018) Vector-based approach for the ddetection of initial dips using functional near-infrared spectroscopy, Neuroimaging - Structure, Function and Mind, Sanja Josef Golubic,IntechOpen, doi:10.5772/intechopen.80888. Available from :https://www.intechopen.com/chapters/63385.
- Arai M, Kato H, Kato T. Functional quantification of oral motor cortex at rest and during tasks using activity phase ratio: a zero-setting vector functional near-infrared spectroscopy study. Front Physiol.2022, 13:833871. doi:10.3389/fphys.2022.833871.
- 『大人の発達障害：話し相手の目を3秒以上見つめられない人が読む本』加藤俊徳著、白秋社
- 『ADHDコンプレックスのための"脳番地トレーニング"』加藤俊徳著、大和出版

参考文献

第1章

・『「優しすぎて損ばかり」がなくなる感情脳の鍛え方』加藤俊徳著、すばる舎

第2章

・『一生頭がよくなり続ける　もっとすごい脳の使い方』加藤俊徳著、サンマーク出版

・Wang L, Davis PB, Volkow ND, et al. Association of COVID-19 with new-onset Alzheimer's disease. J Alzheimers Dis. 2022,89（2), 411-414. doi: 10.3233/JAD-220717.

・Liguori C, Mercuri NB, Izzi F, et al. Obstructive sleep apnea is associated with early but possibly modifiable Alzheimer's disease biomarkers changes. Sleep. 2017, 40（5）. doi: 10.1093/sleep/zsx011.

・Bubu OM, Andrade AG, Umasabor-Bubu OQ, et al. Obstructive sleep apnea, cognition and Alzheimer's disea　　se: a systematic review integrating three decades of multidisciplinary research. Sleep Med Rev. 2020 Apr, 50:101250. doi: 10.1016/j.smrv.2019.101250.

・Moon C, Schneider A, Cho YE, et al. Sleep duration, sleep efficiency, and amyloid β among cognitively healthy later-life adults: a systematic review and meta-analysis. BMC Geriatr. 2024, 24, 408. doi: 10.1186/s12877-024-05010-4.

・Lui KK, Dave A, Sprecher KE, et al. Older adults at greater risk for Alzheimer's disease show stronger associations between sleep apnea severity in REM sleep and verbal memory. Alz Res Therapy 2024, 16, 102. doi: 10.1186/s13195-024-01446-3.

・Yehia A, Abulseoud OA. Melatonin: a ferroptosis inhibitor with potential therapeutic efficacy for the post-COVID-19 trajectory of accelerated brain aging and neurodegeneration. Mol Neurodegeneration 2024,19, 36. doi: 10.1186/s13024-024-00728-6.

ディスカヴァー
携書
253

老害脳

発行日　2024年10月18日　第1刷
　　　　2024年12月 5 日　第2刷

Author　加藤俊徳

Book Designer　井上新八（カバー）
小林祐司（図版）

Publication　株式会社ディスカヴァー・トゥエンティワン
〒102-0093　東京都千代田区平河町2-16-1 平河町森タワー11F
TEL　03-3237-8321（代表）　03-3237-8345（営業）
FAX　03-3237-8323
https://d21.co.jp/

Publisher　谷口奈緒美
Editor　大田原恵美　野村美空（編集協力：増澤健太郎）

Store Sales Company
佐藤昌幸　蛯原昇　古矢薫　磯部隆　北野風生　松ノ下直輝　山田諭志　鈴木雄大
小山怜那　町田加奈子

Online Store Company
飯田智樹　庄司知世　杉田彰子　森谷真一　青木翔平　阿知波淳平　井筒浩　大﨑双葉
近江花渚　副島杏南　徳間凜太郎　廣内悠理　三輪真也　八木眸　古川菜津子
斎藤悠人　高原未来子　千葉潤子　藤井多穂子　金野美穂　松浦麻恵

Publishing Company
大山聡子　大竹朝子　藤田浩芳　三谷祐一　千葉正幸　中島俊平　伊東佑真
榎本明日香　大田原恵美　小石亜季　舘瑞恵　西川なつか　野﨑竜海　野中保奈美
野村美空　橋本莉奈　林秀樹　原典宏　牧野類　村尾純司　元木優子　安永姫菜
浅野目七重　厚見アレックス太郎　神日登美　小林亜由美　陳玟萱　波塚みなみ　林佳菜

Digital Solution Company
小野航平　馮東平　宇賀神実　津野主揮　林秀規

Headquarters
川島理　小関勝則　大星多聞　田中亜紀　山中麻吏　井上竜之介　奥田千晶
小田木もも　佐藤淳基　福永友紀　俵敬子　池田望　石橋佐知子　伊藤香　伊藤由美
鈴木洋子　福田章平　藤井かおり　丸山香織

Proofreader　文字工房燦光
DTP　株式会社一企画
Printing　中央精版印刷株式会社

ISBN978-4-7993-3096-8
ROUGAINOU by Toshinori Kato

携書ロゴ：長坂勇司
携書フォーマット：石間　淳

最後までお読みいただき、ありがとうございます。
本書を通して、何か発見はありましたか？
ぜひ、ご感想をお聞かせください。

いただいたご感想は、著者と編集者が拝読します。

また、ご感想をくださった方には、お得な特典をお届けします。